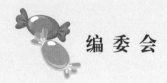 编委会

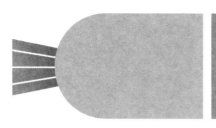
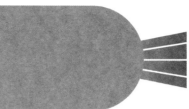

"甜蜜"的烦恼

——糖尿病的知识普及与预防

主编／郭　欣　李秀娟

TIANMI DE FANNAO

TANGNIAOBING DE ZHISHI PUJI YÜ YÜFANG

四川大学出版社

项目策划：龚娇梅
责任编辑：龚娇梅
责任校对：张　澄
封面设计：墨创文化
责任印制：王　炜

图书在版编目（CIP）数据

"甜蜜"的烦恼：糖尿病的知识普及与预防 / 郭欣，
李秀娟主编 . 一 成都 ：四川大学出版社，2020.12
　　ISBN 978-7-5690-2749-5

　　Ⅰ . ①甜… Ⅱ . ①郭… ②李… Ⅲ . ①糖尿病－防治
Ⅳ . ① R587.1

中国版本图书馆 CIP 数据核字（2019）第 018221 号

书名	"甜蜜"的烦恼——糖尿病的知识普及与预防
主　　编	郭　欣　李秀娟
出　　版	四川大学出版社
地　　址	成都市一环路南一段 24 号（610065）
发　　行	四川大学出版社
书　　号	ISBN 978-7-5690-2749-5
印前制作	四川胜翔数码印务设计有限公司
印　　刷	四川盛图彩色印刷有限公司
成品尺寸	148mm×210mm
印　　张	5.75
字　　数	134 千字
版　　次	2020 年 12 月第 1 版
印　　次	2020 年 12 月第 1 次印刷
定　　价	35.00 元

扫码加入读者圈

◆ 读者邮购本书，请与本社发行科联系。
　电话：(028)85408408/(028)85401670/
　(028)86408023　邮政编码：610065
◆ 本社图书如有印装质量问题，请寄回出版社调换。
◆ 网址：http://press.scu.edu.cn

四川大学出版社
微信公众号

　　本书比较全面地介绍了糖尿病的基本知识，力图有效指导糖尿病患者的饮食、运动，积极治疗各类糖尿病并发症，并且帮助大众全面、正确地认识糖尿病，提早改变不健康的生活方式，远离糖尿病，享受生活。

　　全书共六个部分，介绍了糖尿病的历史渊源，糖尿病、血糖、胰岛素的概念，糖尿病的病因及发病机制，糖尿病的诊断、临床症状、并发症及危害等基本知识和糖尿病的认识误区，糖尿病高危人群的自我风险评估，糖尿病的治疗目标、原则，糖尿病不同时期的治疗特点，糖尿病治疗药物、注射用胰岛素的种类和使用方法，糖尿病患者的日常饮食、运动治疗；正常人如何积极预防糖尿病，"临界型"患者的注意事项，糖尿病治疗的认识误区，糖尿病饮食控制的核心要求，日常七大营养素的合理搭配以及糖尿病患者结婚、怀孕、生育的注意事项等。

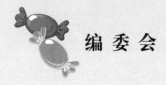 编委会

目录

糖尿病是咋回事儿
——和我有关系吗？

贪吃贪睡
——怀疑有糖尿病请去看医生！

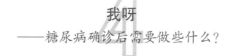

谁呀
——糖尿病的专业诊断！

我呀
——糖尿病确诊后需要做些什么？

别等啦

5

——正常人如何积极预防？

该干吗干吗
——心情好，状态好，一切都好！

1

糖尿病是咋回事儿

—和我有关系吗？

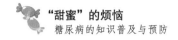
糖尿病的历史渊源

> "老李最近能吃能喝，还瘦了，去医院一查，结果是糖尿病！"
>
> "今天吃饭，某某某吃饭前先喝药，说是得糖尿病啦！"
>
> "小李怀孕啦，说6个月时要做什么'糖筛'，怕有糖尿病，做这个有用吗？"
>
> ……

朋友，你遇见过类似的事情吗？

其实，糖尿病就在我们身边！

"糖尿病"这个名字走入普通人群的视野是在近代。伴随着食品工业的快速发展，人均收入水平的提高，人们的物质生活日益丰富，人们普遍吃得好、吃得精，而活动量却也普遍减少，糖尿病的发病率也因而不断升高，所以人们也称糖尿病为"富贵病"。我们熟悉的与糖尿病类似的"富贵病"还有冠心病、高血脂、便秘、肥胖等。

实际上，糖尿病是一个古老的疾病，它有着非常悠久的历史呢！

说它古老，是因为人类对糖尿病的文字记载，甚至可以追溯到人类文明的"幼年时期"。现有文献记录表明，两千多年以前，古中国、古埃及和古印度就有了关于糖尿病的记载。

　　古埃及学家埃伯斯（Georg Ebers）发现了一本写在莎草纸上的古埃及医书。经考证，该书约创作于公元前1500年，埃伯斯如获至宝，迅速将其翻译出版。这本书记载了一种症状为"多饮多尿"的疾病，甚至还记载了利用谷物、水果和甜酒对此进行治疗的过程。同时期，古印度的医生也注意到有一些病人的尿液会吸引大量的蚂蚁和苍蝇，而这正是尿液中含糖量高的表现。我国医学中，消渴（糖尿病）之名首见于《黄帝内经》，方治始自《金匮要略》，证候分类始于《诸病源候论》，相关病症理论体系形成和发展于唐宋，成熟于明清。

　　中国古人认为，消渴症与饮食不节、情志损伤等有关。《黄帝内经》写道："脾瘅……此人必数食甘美而多肥也，肥者令人内热，甘者令人中满，故其气上溢，转为消渴。"《灵枢·五味》中有"咸走血，多食之，令人渴"，认为"咸入于胃，其气上走中焦，注于脉，则血气走之，血与咸相得则凝，凝则胃中汁注之，注之则胃中竭，竭则咽路焦，故舌本干而善渴"。

　　张仲景在《金匮要略》中提出了多个治疗不同症状消渴的药方，如肾气丸、白虎加人参汤、调胃承气汤等。

　　隋代医学著作《诸病原候论》针对防治消渴提出了运动与进餐时间安排的建议："先行一百二十步，多者千步，然后食。"唐代医学著作《备急千金要方》中指出，行为方式不仅是疾病的起因，也是疾病复发的原因："不减滋味，不戒嗜欲，不节喜怒，病已而可复作。"孙思邈提出了消渴的运动和饮食疗法，建议少吃面食，多运动。明代《景岳全书》，进一步强调了营养改变和生活方式变化与逍渴病的关系："消渴病，其为病之肇端，皆膏粱

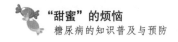
肥甘之变，酒色劳伤之过，皆富贵人病之而贫贱者少有也。"

糖尿病虽然在近代才引起了人们的重视，但追其根源，该病具有悠久的历史。无论在近代还是古代，其发病原因及治疗手段都具有一定的相似性，即均与饮食、运动有关。

▌ 糖尿病——古今中外无处不在

中国近代、古代都有不少名人得过糖尿病！

根据历史记载和现代医学分析，中国古代有很多名人曾患糖尿病，比如古代的汉武帝、隋炀帝、韩愈、苏东坡等，近代的慈禧太后、汪精卫、胡适、蒋经国等。相关资料表明，其中大部分人都曾经进行中药治疗，并取得了较好的治疗效果。

不过，糖尿病并不仅仅困扰中国人，它同时也是一种影响全世界人民身体健康的重要非传染性疾病（noncommunicable diseases，NCD）。

"糖尿病"这一术语在西方的首次应用最早可追溯至公元前。公元前20年至公元56年，Autus Cornelius在欧洲第一次描述了糖尿病的症状。约公元152年，古希腊医生Arateus较详细地记录了一个严重的糖尿病患者的症状，进行了如下的描述：一种非常可怕的痛苦，在人类中并不常见，患者融化的肌肉和肢体流入尿中。患者不能停止小便，尿流不止，就如同开了闸门的渡槽。患者的生命是短暂的、不愉快的、十分痛苦的。患者将不停地饮水，并且引起更频繁地排尿。人们无法控制这些病人的饮水或小便。如果让这些病人禁水片刻，他们的嘴会变得非常炙热,身体会变得干枯,内脏好像被烧焦。患者会反复出现恶心、疲劳、烦渴,过不了多久就会死亡。Arateus称之为Diabetes(意思是放空,指病人多饮而尿频,饮水后很快排尿)。从症状描述判断,这位患者应该是患有糖尿病并发严重酮症酸中毒(diabetic ketoacidosis, DKA)。1675年,英国人托马斯(Thomas Willis)描述糖尿病人的尿"甜如蜜"。18世纪,威廉(William Cullen)及约翰(John Rollo)在"Diabetes"后面加上了一个形容词"mellitus"(拉丁文,意为甜蜜的意思)。此后,该病即被称为"Diabetes mellitus"。糖尿病的西医治疗是目前该病的主要治疗方式,最常见的就是口服降糖药和注射胰岛素。

2011年,全球共有460万人死于糖尿病,当年糖尿病的全球医疗花费达 4650 亿美元。2017年,国际糖尿病联盟(International Diabetes Federation, IDF)发布了第八版全球糖尿病地图。地图显示,目前全球有4.25亿糖尿病患者,预计到2030年,全球将有近5.5亿糖尿病患者,到2045年将有近7亿糖尿病患者,其中80%在发展中国家。

根据糖尿病地图显示,每11名成年人中便有1名糖尿病患者,但有很多患者没有得到及时的检查和诊断!全球未确诊的成年糖尿病患者人数达2.12亿。糖尿病有多普遍呢?让我们来看看以下我们熟悉的公众人物就明白了。

雷·克洛克

雷·克洛克,麦当劳之父,快餐巨人。他52岁和麦当劳结缘,59岁买下麦当劳,开创了麦当劳王国。在收购麦当劳的过程

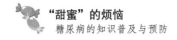
中，他曾经如此描述这段往事："我当时已52岁，有糖尿病、早期关节炎，在早年的推销生涯里摘除了胆囊和大部分的甲状腺，但我始终相信，生命中最好的时光，还在前面。"

汤姆·汉克斯

汤姆·汉克斯两次获得奥斯卡最佳男主角奖，出演了《阿甘正传》《达·芬奇密码》《拯救大兵瑞恩》《幸福终点站》等经典影片，他患有2型糖尿病。

安吉丽娜·朱莉

安吉丽娜·朱莉，美国好莱坞著名演员，联合国难民署亲善大使。1975年6月4日出生于美国洛杉矶，毕业于美国纽约大学电影学系，出演多部高票房电影。其在妊娠期间患上妊娠期糖尿病。

尼克尔·约翰森

1993年，年仅19岁的尼克尔·约翰森在体检时被告知患有1型糖尿病，将一生依赖胰岛素注射维持生命。每天五针并没有削弱她对美好生活的渴望，在1999年的美国小姐评选中，她击败所有佳丽获得冠军。

这些人在对抗糖尿病的"战斗"中取得了成功，他们有着乐观的态度和与疾病抗争的坚强毅力，笑对人生，用自己心中的必然笑看生活中的种种偶然。在浮躁的大时代，这是难能可贵的，我们又有什么理由不坚强地面对生活呢？

█ 血糖和糖尿病的概念

首先我们要了解一下糖、血糖和糖尿病这几个概念。

据李时珍《本草纲目》记载："紫沙糖也，法出西域，唐太宗始遣人传其法入中国，以蔗汁过樟木槽，取而煎成。清者为蔗糖，凝结有沙者为沙糖。漆瓮造成，如石、如霜、如冰者为石蜜，为糖霜、为冰糖也。"如今我们所食用的糖主要来源于蔗糖等。

血糖通常是指我们身体内循环血液中的葡萄糖（glucose），是血液中的主要糖类。

糖类是我们身体必不可少的营养素之一，体内各组织细胞活动所需的能量大部分来自葡萄糖，所以血糖必须维持在一定的浓度水平才能满足体内各器官和组织的需要。正常人的空腹血糖浓度为3.9～6.1 mmol/L。空腹血糖浓度超过6.1 mmol/L称为高血糖，空腹血糖浓度低于3.9 mmol/L称为低血糖。人体内血糖浓度在24小时内会有一定波动，健康人能够调节摄食前后的血糖波动，空腹时血糖能稳定在3.9～6.1 mmol/L，进餐后血糖不会超过7.8 mmol/L，最高不超过11.1 mmol/L。

人们摄入的谷物、蔬果等，经过消化转化为单糖（如葡萄糖等）进入血液，运送给全身细胞作为能量的来源。如果一时消耗不了，葡萄糖则转化为糖原储存在肝脏和肌肉中，肝脏可储存糖原70～120克，占肝总质量的6%～10%。由此可见，细胞所能储存的肝糖原是有限的，如果摄入的糖过多，多余的糖则会转变为脂肪。

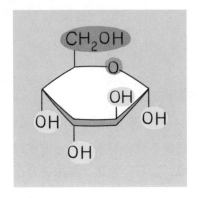

葡萄糖是糖类家族的一员。糖类是在自然界中广泛分布的一类重要有机化合物，可分为单糖、双糖（又称二糖）和多糖。日常食用的蔗糖、粮食中的淀粉、植物体中的纤维素、人体血液中的葡萄糖等均属于糖类。其主要的化学构成元素是碳（C）、氢（H）、氧（O），常见的糖类化学式往往可写成 $C_n(H_2O)_m$，像是碳和水结合生成的化合物，因此糖类过去常被称为碳水化合物。单糖如葡萄糖的化学式一般为 $C_6H_{12}O_6$，双糖如麦芽糖、蔗糖的化学式一般为 $C_{12}H_{22}O_{11}$，多糖如淀粉、纤维素的化学式可写为 $(C_6H_{10}O_5)_n$。

糖类是多羟基醛或多羟基酮及其缩聚物和某些衍生物的总称。糖类是一切生命体维持生命活动所需能量的主要来源，人体肌肉收缩、神经传导以及体内物质运输所需能量的70%都来自糖类供能。糖类也是生物体重要的构成物质，其与蛋白质结合形成的糖蛋白在生命活动中发挥重要作用。糖类的众多衍生物与免疫系统、受精、血液凝固等有极大的关联。

糖类家族中还有一些不甜的糖，如淀粉、纤维素、半纤维素和果胶质等多糖。那这些还是糖吗？当然是的。事实上，单糖和双糖一般具有较显著的甜味，而多糖则一般不具有甜味。

为什么多糖没有甜味呢？因为多糖是由单糖聚合而成的，

其分子量极大。例如，直链淀粉的分子量为3万～16万，含有200～980个葡萄糖残基；支链淀粉分子量为10万～100万，含有600～6000个葡萄糖残基。由于多糖分子量大，溶解度低，不能被人的味觉神经所感知，因此多糖不具有显著的甜度。多糖经过水解酶的催化水解，释放单糖，甜味可以增加，比如淀粉可以被唾液淀粉酶水解成双糖或单糖，甜味增加。吃面食时，如果细嚼慢咽，让食物在口腔中停留足够长的时间，会感觉比较甜，这实际上是因为口腔分泌的唾液淀粉酶有充足的时间分解淀粉。甜度以蔗糖（二糖）为参考值，将其值设为100，葡萄糖（单糖）为74，麦芽糖（二糖）为32～60，果糖（单糖）为130～180。

多糖广泛存在于人体中，其除了作为营养物质或者结构物质外，对维持人体正常生理功能也具有重要意义。例如纤维素、半纤维素和果胶质本身没有营养价值，但可促进胃肠蠕动，有助于消化过程，有利于排泄，并且可以降低血液中胆固醇的含量。纤维素还可把致癌性毒物和大量微生物排出体外，所以国际食品市场特别注意纤维素在食品中的含量。

在日常生活中，许多口感不甜的食物恰恰是高糖食物！一旦吃多了，血糖会快速飙升。比如话梅、山楂片等酸味零食就是高糖食物，这类食物也是糖友的禁忌食物！另外，超市出售的牛肉干、水果干以及各类干果等也往往含有大量糖分。因为在这类食品的加工过程中，为了使商品变得松软、保持良好的口感，厂家往往会加入大量的糖、盐或者油，这样就使得这类食品变成"高盐高糖"的糖友禁忌食物。

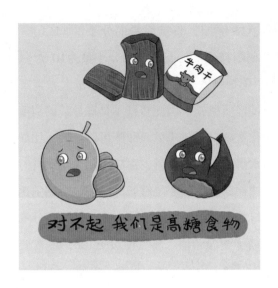

1999年世界卫生组织（World Health Organization，WHO）和国际糖尿病联盟公布的对糖尿病（diabetes mellitus，DM）的定义为：一种多病因的代谢疾病，特点是慢性高血糖，伴随胰岛素（insulin）分泌及（或）作用缺陷引起的糖、脂肪和蛋白质代谢紊乱。1999年10月，中华医学会糖尿病学分会和《中国糖尿病杂志》编委会联席会议讨论并通过了该定义，并建议使用。从2003年开始，中华医学会糖尿病学分会组织全国专家编写针对糖尿病问题的防治指南，其中以2型糖尿病防治为主，即《中国2型糖尿病防治指南》，此后分别于2007年、2010年、2013年、2017年进行更新。

糖尿病的基本特点是血糖升高，发病原因是胰岛素分泌不足或者作用缺陷，后续症状则是蛋白质、脂肪、水、电解质代谢失调。

当血糖浓度＜8.9 mmol/L时，肾小管细胞几乎可以把滤入原尿中的葡萄糖全部重吸收，此时，一般检验尿糖的方法在尿中检测不出糖。如果血糖浓度＞11.1 mmol/L，超过肾小管重吸收糖的能力，就可出现糖尿现象。一般情况下，血糖在8.96～10.08 mmol/L（1.6～1.8 g/L，也可表示为160～180 mg/dL）时，部分近端小管上皮细胞对葡萄糖的吸收达到极限，葡萄糖就会随尿排出而出现糖尿。尿中开始出现葡萄糖时的最低血糖浓度称为肾糖阈（renal glucose threshold，RGT）。

血糖和胰岛素的关系

1. 胰岛素的定义

胰岛素是由胰岛B细胞受到内源性或外源性物质如葡萄糖、乳糖、核糖、精氨酸、胰高血糖素等的刺激而分泌的一种蛋白质激素。其主要功能为调节糖的代谢及促进脂肪和蛋白质的合成，是机体内唯一可以降低血糖的激素。胰岛素分泌不足时，组织中糖的利用发生障碍，肝糖原分解加速，血糖浓度升高，糖由尿中排出，形成糖尿病（《现代药学名词手册》）。

胰岛是胰腺的内分泌腺，由大小不同的细胞团组成，这些细胞团主要由四种细胞组成：A细胞、B细胞、D细胞、PP细胞。A细胞分泌胰高血糖素，升高血糖；B细胞分泌胰岛素，降低血糖；D细胞分泌生长抑素，以旁分泌的方式抑制A、B细胞的分泌；PP细胞分泌胰多肽，抑制胃肠运动、胰液分泌和胆囊收缩。胰岛大小不等，小的只有几个细胞，大的有数百个细胞，遍布于

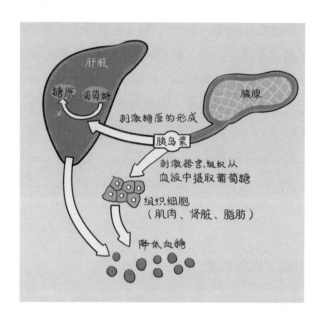

胰脏各部分，分布不均，以胰尾最多。人的胰岛约有50万个，占胰腺体积的1%～2%。

胰岛B细胞中储备的胰岛素约200 U，每天分泌约40 U。空腹时，血浆胰岛素浓度为5～15 μU/mL。进餐后，血浆胰岛素水平可增加5～10倍。胰岛素的生物合成速率受血浆葡萄糖浓度的影响，当血糖浓度升高时，B细胞中胰岛素原含量增加，胰岛素合成加速。

血糖浓度是由来源和去路两方面决定。在进食情况下，血糖的主要来源是食物中的淀粉，淀粉类物质经肠道消化吸收后变成人体可以利用的葡萄糖；在无进食情况下，血糖主要来源于肝糖原的分解作用或糖异生作用。血糖的去路主要有四个方面：（1）在组织器官中氧化分解以供应能量；（2）在肝脏、肌肉、肾脏等组织器官中合成糖原而储存；（3）转变为脂肪并储存为体脂；（4）转变成其他物质。肝脏是体内调节血糖的主要器官，但肌肉等组织对血糖的摄取和利用也对血糖浓度具有一定的影响。

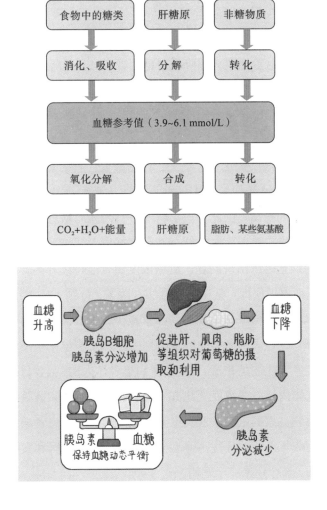

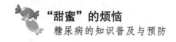
2. 病理性高血糖

病理性高血糖即我们所说的糖尿病，其病因是患者体内胰岛素相对或者绝对分泌不足。

胰岛素分泌不足时，其糖原合成和血糖分解的作用减弱，血糖浓度升高，当血糖浓度超过人体可调节范围，一部分血糖就会随尿排出体外，形成糖尿。

人体中促进血糖升高的激素主要有肾上腺素、胰高血糖素、生长激素和甲状腺激素，而降低血糖的激素只有胰岛素。

"胰岛素—血糖—胰高血糖素"调节系统是人体里天然存在的血糖"调控器"。一般情况下，人体血液中血糖浓度升高，胰岛素就会相应地分泌增加，促进血糖变成肝糖原或促进血糖进入组织细胞，降低血糖水平。反之，血糖降低，胰岛素分泌减少，胰高血糖素分泌增加，促进肝糖原分解为葡萄糖并释放进入血液，血糖浓度升高。因此，正常情况下，人体血糖总是维持在一定范围内。当"胰岛素—血糖—胰高血糖素"调控系统或者利用葡萄糖的细胞组织出现问题，血糖浓度便可能持续升高，超过肾糖阈，从而出现尿糖。常见的糖尿病有两类，分别为1型糖尿病和2型糖尿病。1型糖尿病表现为胰岛素减少，患者体内胰岛素分泌量绝对降低，合成胰岛素的B细胞数量减少。1型糖尿病患者数量较少，且患者往往是儿童。2型糖尿病患者体内B细胞数目减少不显著，其体内胰岛素浓度变化亦不显著，但是肌肉和肝脏细胞却失去了对胰岛素的响应。这类患者的数量占糖尿病患者的绝大多数，多为成年人，并且往往体型偏胖。糖尿病的病因和发病机制十分复杂，至今还未完全阐明。

3. 生理性高血糖及尿糖

高血糖和尿糖可由多种原因引起。由生理因素引起的为生理性高血糖或尿糖。如一次食入大量糖，血糖浓度可明显升高，继而出现尿糖，这是饮食性尿糖；在情绪剧烈波动时，交感神经兴奋，肾上腺素分泌增加，肝糖原分解加速，血糖浓度升高而出现尿糖，这是情感性尿糖。这些都属于生理性高血糖及尿糖，血糖仅暂时上升，空腹血糖浓度无异常。

糖尿病的病因及发病机制

各类糖尿病的病因涉及遗传、生活方式、肥胖、精神、环境、自身免疫因素等各个方面。不同类型糖尿病的病因存在一定差异。例如，单基因突变糖尿病以遗传因素为主；在化学毒物所致的糖尿病中，环境因素是主要发病诱因；而最常见的1型糖尿病和2型糖尿病则是遗传因素与环境因素共同作用的结果。

1. 遗传因素

不同国家2型糖尿病发病率有较大差异，1997年调查显示，美国糖尿病发病率为6%～8%，中国为0.67%～3.21%。《中国2型糖尿病防治指南（2017版）》指出，2013年，中国18岁以上人群糖尿病患病率为10.4%，其中不少糖尿病患者具有明显家族史。

2. 生活方式

20世纪末至21世纪初，随着经济的发展、人民生活水平的提高，日常生活中营养物质摄入相对或绝对过剩、体力活动减少，都可能诱发糖尿病。近年来，各个国家糖尿病发病率均明显升高。

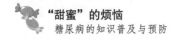

3. 肥胖因素

肥胖与糖尿病的关系已经得到研究证实。60%～80%成年糖尿病患者在发病前伴有肥胖。糖尿病的患病还与肥胖的程度和类型有关，中心型（或称腹型）肥胖人群发生糖尿病的概率高于普通肥胖人群。

4. 精神因素

精神高度紧张、情绪激动和各种应激状态可引起升高血糖的激素（如生长激素、去甲肾上腺素、肾上腺皮质激素等）大量分泌，进而引发糖尿病。有研究发现，承受精神应激较多的城市居民，其糖尿病患病率高于农村居民，脑力活动者患病率高于体力活动者。

5. 环境因素

有些患者发病之前有病毒感染、化学物质摄入等病史。1864年，挪威医生报道31名患者在患腮腺炎后发生糖尿病，提示病毒感染与糖尿病存在某种关联。近年来，病毒感染或化学物质引发1型糖尿病的类似报道多有出现，相关的病毒有腮腺炎病毒、风疹病毒、巨细胞病毒和柯萨奇B组病毒等。化学物质则主要为四氧嘧啶、链脲佐菌素和灭鼠剂等，这些物质对胰岛B细胞有不同程度的毒性作用，人或动物摄入后，可能出现糖耐量减低或发生糖尿病。

6. 自身免疫因素

1型糖尿病患者血清中普遍存在胰岛素细胞抗体（islet cell antibodies，ICA）、胰岛素自身抗体（insulin autoantibody，IAA）、谷氨酸脱羧酶抗体（glutamic acid decarboxylase antibody，GADA）及其他自身抗体。

1型糖尿病的发病机制主要与自体免疫有关,胰腺内分泌胰岛素的细胞被免疫系统当作"敌人"攻击,胰岛细胞逐渐死亡,胰岛素分泌减少,血糖浓度升高。一般1型糖尿病患者发病年龄较小、体型较瘦。这类患者基本只能靠补充胰岛素维持治疗。2型糖尿病主要是由于机体存在胰岛素抵抗,患者需要超过正常浓度水平的胰岛素来达到需要的降糖效果。身体调节系统会促进胰岛细胞分泌更多的胰岛素,但是胰岛细胞的分泌能力也是有极限的,到了一定程度也会"累",从而出现糖尿病症状。

2型糖尿病的胰岛素抵抗与肥胖、不运动、不健康饮食有很大关系,大部分2型糖尿病患者同时伴有高血压、高血脂等。2型糖尿病的治疗以口服药物为主,药物除了刺激胰腺分泌胰岛素之外,还可提高细胞对胰岛素的敏感度,调节其他激素来促进身体利用胰岛素。

糖尿病的本质——糖尿病的发生不是因食糖过量,而是胰岛素的作用不足

吃糖多不一定会得糖尿病,高糖刺激不是糖尿病的绝对诱发因素。糖尿病的发生归根结底还是因为机体无法有效利用血糖。在这种情况下,机体摄入食物后,胰岛素不能充分发挥作用,血糖水平不能维持在正常水平。1型糖尿病患者体内产生了抗胰岛B细胞的抗体,导致胰岛B细胞数量明显减少,胰岛素分泌不足。2型糖尿病患者则是因为其组织器官对胰岛素的敏感性下降或发生了胰岛素抵抗,致使胰岛素无法充分发挥作用。

2017年《美国医学会杂志》刊登了中国慢性病前瞻性研究

（China Kadoorie Biobank， CKB）项目的研究报告，该研究对中国农村和城市共10个地区进行调查，结果发现，中国糖尿病患病率为5.9%（$n=30280$），其中农村地区为4.1%，城市地区为8.1%；男性为5.8%，女性为6.1%。

据国际糖尿病联盟统计，2017年全球20～79岁人群中糖耐量受损的人数达3.52亿。大部分患者（72.3%）来自低收入或中等收入国家。预计至2045年，这一人数将达到5.87亿，占20～79岁人群的8.3%。

国际糖尿病联盟2017年报道，糖尿病总体发病率日益升高，并且其中相当一部分人群不能及时确诊。在非洲地区，超过2/3的糖尿病患者未得到诊断。预计至2045年，中东和北非地区糖尿病患者将增加72%；北美洲和加勒比地区是世界糖尿病患病率最高的地区；南美和中美地区的糖尿病患者将增加62%；西太平洋地区糖尿病患者数量最高，达1.58亿，其次为东南亚地区，有8200万名成年糖尿病患者，见下图。

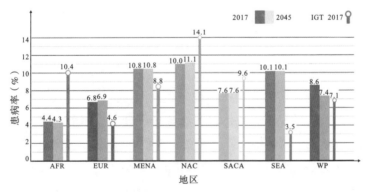

注：AFR 为非洲地区；EUR 为欧洲地区；MENA 为中东和北非地区；NAC 为北美和加勒比地区；SACA 为南美和中美地区；SEA 为东南亚地区；WP 为西太平洋地区。

2017 年和 2045 年世界各地区 20 ～ 79 岁人群糖尿病患病率及糖耐量受损情况

糖尿病的诊断标准与分类

糖尿病的诊断标准一直沿用WHO 1999年提出的静脉血浆葡萄糖的标准，即空腹血浆葡萄糖（fasting plasma glucose，FPG）≥7.0 mmol/L（≥140 mg/dL）或随机血浆葡萄糖≥11.1 mmol/L（≥200 mg/dL），或者口服葡萄糖耐量试验（oral glucose tolerance test，OGTT）2小时后血糖≥11.1 mmol/L（≥200 mg/dL）。

1985年以来，大量实践显示，以OGTT后2小时≥11.1 mmol/L为"切割点"有较高临床应用价值，FPG≥7.8 mmol/L这个指标敏感性太低。包括中国在内的多个国家和地区的流行病学资料显示，FPG值为6.7～7.2 mmol/L与2小时PG≥11.1 mmol/L的相关性最好。

美国糖尿病学会（American Diabetes Association，ADA）在1997年的报告中建议流行病学调查中可仅采用空腹血糖值。此后WHO评议认为，流行病学调查时可采用空腹及（或）OGTT后2小时血糖标准，如不能采用OGTT，则可单用空腹血糖进行调查。但应注意某些个体空腹血糖水平和OGTT后2小时血糖水平的判断结果可能不一致，分别以此两水平调查所得的糖尿病患病率可能存在差异。理想的调查是空腹与OGTT后2小时血糖值并用。

糖稳态受损期

个体糖耐量受损（以往称为糖耐量减退或低减，impaired glucose tolerance，IGT）或者空腹血糖受损（impaired fasting glucose，IFG），表现为糖耐量或空腹血糖升高但是低于糖尿病诊断标准，称为糖稳态受损期。此期的判断也以空腹血糖及（或）

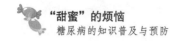

OGTT后2小时血糖值为准。以前者为主时，空腹静脉血糖（FPG）在6.1 mmol/L（110 mg/dL）～7.0 mmol/L（126 mg/dL）时称为空腹血糖受损；以后者为主时，OGTT后2小时血糖在7.8 mmol/L（140 mg/dL）～11.1 mmol/L（200 mg/dL）时称糖耐量受损。目前将此期看作任何类型糖尿病均可能经过的由健康状态发展至糖尿病的过渡阶段。近年研究表明，此期的血糖水平已可能对器官组织产生损害，尤其是糖尿病大血管病变。空腹静脉血糖<6.1 mmol/L（110 mg/dL）且OGTT后2小时血糖<7.8 mmol/L（140 mg/dL）者可视为正常。应注意，随机血糖不能用于诊断IFG和IGT。

1型糖尿病

1型糖尿病的发病机制以胰岛B细胞破坏为主，通常导致胰岛素绝对缺乏。

● 自身免疫性糖尿病：也称为1A型糖尿病，分为急性型、迟发型，发病与人白细胞抗原复合物基因有关。

● 特发性糖尿病：也称为1B型糖尿病，多见于非洲裔和亚裔。

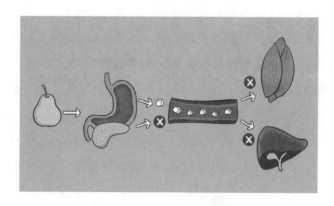

2型糖尿病

2型糖尿病发病机制以胰岛素抵抗为主，伴胰岛素相对缺乏；或胰岛素分泌不足为主，伴胰岛素抵抗。

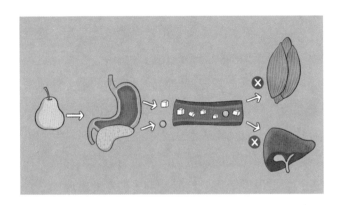

其他特殊类型

- 胰岛B细胞功能基因异常所致的糖尿病。
- 胰岛素作用基因异常所致的糖尿病。
- 胰腺外分泌疾病所致的糖尿病。
- 内分泌疾病所致的糖尿病。
- 药物或化学制剂所致的糖尿病。
- 感染所致的糖尿病。
- 非常见型免疫介导性糖尿病。
- 其他伴有糖尿病的遗传综合征。
- 妊娠期糖尿病（gestational diabetes mellitus，GDM）。

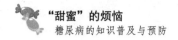

糖尿病有哪些临床症状

糖尿病的典型症状就是吃得多、喝得多、尿得多、体重减轻，即"三多一少"，其本质是患者血糖浓度过高。血糖浓度升高引起血液渗透压增加，因而致使患者口渴、多饮；血糖超过肾糖阈引起尿糖，即糖分随尿液排出，尿液中的糖分使尿液压力升高，引发渗透性利尿，致使多尿。患者体内的糖分随尿液排出，不能被有效运用，身体得不到供能物质，就会时常感到饥饿，饭量变大，但是食用得到的能量仍旧不能用于满足身体消耗，导致能量缺乏，人会慢慢消瘦。这就是糖尿病患者出现"三多一少"典型症状的原因。

糖尿病引发的口渴、消瘦、乏力等症状并不是患者所遭遇的最大危害，糖尿病患者身体机能的损害主要是高血糖引发的并发症。血糖浓度高的血液会造成血管内皮损害，致使微血管、大血管发生相应病变，从而导致多种疾病。比如，眼底微血管病变会致使眼底动脉硬化、出血，影响视力。肢体末梢微血管病变会致使四肢发麻、感觉不灵敏，患者严重时甚至感觉减退，被热水袋烫伤都不知道。颅内血管、冠状动脉、主动脉、肾动脉、下肢动脉等大动脉病变会引起高血压、冠心病等慢性病，或者引发下肢坏疽、脑梗死、脑出血、心肌梗死等急性并发症，对生命构成威胁。此外，高糖高渗还会导致伤口不易愈合而易感染，糖尿病患者的伤口感染往往是临床医生面临的非常棘手的问题。

▌患糖尿病的危险信号

1. 儿童

儿童多发生1型糖尿病，且多起病急，病情较重。

> 董某某，女，3岁，是个漂亮又爱笑的小女孩，很讨人喜欢。她很挑食，每到吃饭的时候家长就犯愁，吃饭总得哄，一直瘦瘦的、不长肉。最近小女孩好像换了个人，饭量突然变好，这让家长特别高兴，还特意让女儿多吃点。一段时间后，家长发现孩子虽然饭量增长，但一直没有长胖，认为是孩子在长身体，就没有多加注意。直到最近，孩子得了感冒，高烧不退，出现呕吐、昏睡，到医院就诊，经过检查后，确认小女孩患上了糖尿病，昏迷正是由酮症酸中毒引起的。

在此提醒家长朋友，如果孩子突然表现出明显多饮、多尿，每日饮水量和尿量可达几升，饭量明显增加，但体重不升甚至下降，年幼儿童出现遗尿、消瘦等，就需要注意了，最好是带孩子到医院进行详细检查，以排除糖尿病。

家长应注意孩子发病前是否存在诱因，比如是否存在感染、饮食不当等其他情况。如果在上述症状出现之前有过诱发因素，强烈建议立即到医院就诊。另外，婴幼儿患病时常有遗尿的症状，多饮、多尿症状也容易被忽视，有的直到发生酮

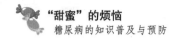

症酸中毒后才去医院就诊。因此，家长应加强对糖尿病的认识，提高警惕。

2. 成人

成人多发生2型糖尿病。

> 刘某某，男，40岁，农民，因多食、多饮、消瘦2个月就诊。患者自述2个月前无明显诱因逐渐食量增加，比原来增加约三分之一，而体重却逐渐下降，2个月内体重减轻约3 kg，同时出现口渴，喝水多，尿量增多，自己感觉尿液似乎有烂苹果味。实验室检查尿常规：尿蛋白（-），尿糖（++），空腹血糖10.78 mmol/L，初步诊断为2型糖尿病。

2型糖尿病的典型临床表现是"三多一少"，即吃得多、喝得多、尿得多、不明原因体重下降。成人的多尿（尿得多）不仅表现为小便的次数增多，而且尿量也明显增加，24小时内可有20多次，尿量达2～3升甚至10升之多，且尿液泡沫多、尿渍发白、发黏。

另外还有一些非典型症状。如疲乏无力、容易感染、皮肤感觉异常、视力障碍、性功能障碍等。

部分患者还存在一些糖尿病的早期症状：

（1）眼睛疲劳、视力下降。

部分患者早期表现为眼睛容易疲劳，视力急剧下降。如果眼睛很容易疲劳，看不清东西，站起来时眼前发黑、眼皮下垂、视野变窄、看东西模糊不清、眼睛突然从远视变为近视或出现老花眼现象等,建议进行眼科检查及血糖检查。

(2)饥饿和多食。

部分患者仅常常感到异常的饥饿,食量大增。

(3)手脚麻痹、发抖。

如果出现顽固性手脚麻痹、手脚发抖、手指不灵活及伴有阵痛感,脚疼痛剧烈、下肢麻痹,腰痛、不想走路,夜间小腿抽筋,眼运动神经麻痹、重视和两眼视物不一样清楚,以及自主神经障碍等症状,就要立即去医院检查,不可拖延。

(4)皮肤感觉异常。

四肢末梢部位感觉神经障碍引起皮肤感觉异常,如蚁走感、麻木、针刺感、瘙痒,以及女性外阴瘙痒可为2型糖尿病的首发症状。

(5)各种炎症。

患者容易出现皮肤疖肿,呼吸、泌尿胆道系统的各种炎症,且治疗困难。

糖尿病,并发症多

糖尿病可影响正常生活,比如经常口渴喝水,夜间因多尿而多次起床上厕所,尽管吃了不少食物但仍经常有饥饿感,以及体重减轻、嗜睡等。患者常等到糖尿病的病情已发展到一定程度了才去医院就诊,而此时可怕的并发症早已悄悄地在全身各处发展了。

糖尿病并发症可以上至头顶、下至足底。轻微的症状包括抑郁、自主神经失调、神经障碍(手脚麻痹、知觉麻痹)、龋齿、

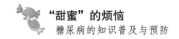
口腔炎、支气管炎、皮肤病、女性外阴发炎、膀胱炎、尿道炎等；严重的症状如脑血栓、脑梗死、白内障、心肌梗死、肺炎、肺结核、肝硬化、生育异常、流产、肾功能不全、尿毒症、坏疽、足病变等。

这些并发症中最常出现的是视网膜病变、肾病和神经障碍，这三者被称为糖尿病的三大并发症。在糖尿病确诊后二十年以内，约80%的人会患以上三大并发症。

人体血管遍布全身，高血糖随着血液流动到哪里就"祸害"哪里。如果累及视网膜里的小血管，就可能导致微血管瘤、棉絮状渗出、眼底出血甚至失明，这就是糖尿病眼病。

如果累及肾脏的微血管，蛋白质就会渗到尿里去，患者表现为尿蛋白升高。长此以往，肾小球还会发生硬化，肾组织萎缩，肾功能也会随之衰竭，这就是糖尿病肾病。

如果累及神经周围的微血管，神经纤维也会受损。轻者手脚麻木、疼痛、忽冷忽热，像是被针扎、被火烧，严重时还会影响消化功能和性功能。

牙齿掉光了还可以吃流食，可如果累及手和脚，手指伸不直，脚上长期溃疡，无法愈合，那日常生活就不能自理了。

糖尿病作为一种血管疾病，高血糖会降低血管弹性，促进粥样斑块形成，糖尿病患者患心脑血管疾病（梗死）的概率是正常人的两到四倍。

2

贪吃贪睡

——怀疑有糖尿病请去看医生！

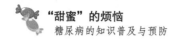

糖尿病患者的自我感觉

身体症状是判断疾病的重要依据，看病时，医生会通过询问症状来了解患者的病情，糖尿病也是如此。那么糖尿病常见的临床症状有哪些呢？了解这些症状后能尽早发现病情，尽早治疗，把握最佳治疗时期。

我们都知道，糖尿病按照发病原因可以分为1型糖尿病和2型糖尿病。1型糖尿病是由于胰岛B细胞受损，导致胰岛素绝对缺乏。2型糖尿病病因以胰岛素抵抗为主，伴相对胰岛素不足；或胰岛素缺乏为主，伴胰岛素抵抗。

糖尿病的典型临床症状是"三多一少"，即多饮、多尿、多食及消瘦。但糖尿病患者不一定消瘦，也可能其体重仅比最重的时候下降一点。还有些人是餐前低血糖，举个例子：小宋平时没察觉到身体有什么异常，只是最近感觉很容易饿，她以为是平时工作累的原因，直到有一天小宋因为低血糖晕倒被同事送到医院，才知道自己是因为糖尿病而导致了餐前低血糖。小宋不明白，糖尿病是高血糖，怎么还会出现低血糖呢？

其实，口渴和饥饿往往是糖尿病的早期表现！

一些糖尿病患者的最早症状不是"三多一少"，而是餐前感到饥饿难耐，甚至出现心慌、手抖、出汗等低血糖反应。造成餐前饥饿的主要原因是胰岛素分泌延迟，与血糖的变化不同步。餐后血糖达峰值时，胰岛素分泌却没有达到高峰，到下次餐前血糖降下来时，胰岛素分泌反而达到高峰，这样就造成了餐前低血

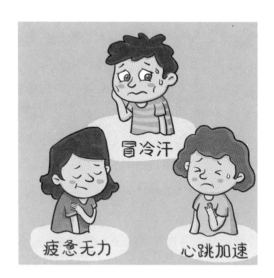

糖，即反应性低血糖。

糖尿病患者主要会伴随如下的一些急性和慢性的并发症。

1. 糖尿病伴随的急性并发症

血糖浓度过高或过低引起急性代谢紊乱，包括糖尿病酮症酸中毒、非酮症高渗性昏迷、糖尿病乳酸酸中毒、低血糖昏迷。

2. 糖尿病伴随的慢性并发症

（1）心脏病变：糖尿病患者发生冠心病的概率是非糖尿病患者的2～3倍，常见的心脏病变有心脏扩大、心力衰竭、心律失常、心绞痛、心肌梗死等。

（2）感染：糖尿病患者的高血糖状态利于细菌在体内生长繁殖，同时高血糖状态可抑制白细胞吞噬细菌的能力，导致患者抗感

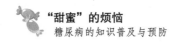
染能力下降。常见的有泌尿道感染、呼吸道感染、皮肤感染等。

（3）糖尿病足：糖尿病患者因末梢神经病变、下肢供血不足及细菌感染，可出现足部疼痛、溃疡、坏疽等。

（4）酮症酸中毒：酮症酸中毒多发生于胰岛素依赖型糖尿病未经治疗、治疗中断或存在应激情况时。这类糖尿病患者胰岛素严重不足，脂肪分解加速，产生的大量脂肪酸进入肝脏，其中间代谢产物酮体在血中的浓度显著升高，而肝外组织对酮体的利用大大减少，导致高酮体血症。而酮体是酸性物质，会致使体内发生代谢性酸中毒，这也是常见的糖尿病并发症。

（5）神经病变：高血糖状态下，神经细胞、神经纤维易产生病变。临床表现为四肢自发性疼痛、麻木感、感觉减退，个别患者出现局部肌无力、肌萎缩。自主神经功能紊乱者可表现为腹泻、便秘、尿潴留、阳痿等。

（6）眼部病变：糖尿病病程超过10年的患者，大部分会发生不同程度的眼部病变，常见病变有视网膜病变、虹膜炎、青光眼、白内障等。

（7）糖尿病肾病：也称糖尿病肾小球硬化症，是糖尿病常见且难治的微血管并发症，为糖尿病患者的主要死因之一。

通过这些介绍，相信我们对糖尿病并发症有了一定了解，生活中出现以上一种或多种病变时，需要引起高度重视。糖尿病虽是慢性疾病，但如果病情长期得不到有效控制，将会产生多种并发症，严重威胁患者生命。

■ 高血糖引起的不适

1. 糖尿病酮症酸中毒

糖尿病会影响人体的代谢功能，引起一些急性代谢紊乱，其中主要包括糖尿病酮症酸中毒（diabetic ketoacidosis，DKA）、非酮症高渗性昏迷、乳酸酸中毒，最常见的是糖尿病酮症酸中毒。DKA是各种诱因导致体内胰岛素进一步缺乏，进而引起的一组高血糖、高血酮、酸中毒的临床综合征。临床表现个体差异较大，早期有头痛、头晕、萎靡，继而烦躁、嗜睡、昏迷，造成昏迷的原因包括乙酰乙酸过多、脑缺氧、脱水、血浆渗透压升高、循环衰竭。当合并肾功能障碍时，酮体不能由尿排出，故虽发生酮症酸中毒，但尿酮体阴性或仅检出微量。血酮体＞3 mmol/L有诊断意义。病情较轻的患者，仅出现酮尿时为糖尿病酮症，有酸中毒症状及酸血症的化验指标时为酮症酸中毒。

糖尿病乳酸酸中毒发病急，但症状与体征无特异性。轻度症状：乏力、恶心、食欲降低、头昏、嗜睡、呼吸稍深快。中至重度症状：恶心、呕吐、头痛、头昏、全身酸软、口唇发绀、呼吸深大，但无酮味，血压下降、脉搏微弱、心率快，可有脱水表现，意识障碍、四肢反射减弱、肌张力下降、瞳孔扩大、深度昏迷或出现休克。常见于服用大量双胍类药物的糖尿病患者。此外，合并感染、脓毒血症及患严重心、肺、肝、肾慢性疾病者，也易于出现乳酸生成增加、代谢障碍，其主要症状为恶心、呕吐、腹泻等。

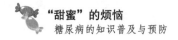
2. 糖尿病非酮症高渗性昏迷

糖尿病还可以引起糖尿病非酮症高渗性昏迷，简称高渗性昏迷，是一类因高血糖引起血浆高渗透压，严重脱水和进行性意识障碍的临床综合征。

> 赵先生，78岁，2型糖尿病病史有30年了，平时服用降血糖的药也不规律，家属说血糖平均在10 mmol/L以上。近期因为受凉，出现发热、全身乏力、口齿不清、进食较差，检查空腹血糖19 mmol/L，后家属发现患者意识不清、呼之不应、呼吸急促，赶紧送往医院就诊，查随机血糖：47.20 mmol/L。被诊断为高渗性非酮症糖尿病昏迷。

3. 糖尿病乳酸酸中毒

糖尿病乳酸酸中毒的原因主要是糖尿病患者常有丙酮酸氧化障碍及乳酸代谢缺陷，因此平时即存在高乳酸血症。糖尿病急性并发症，如感染、酮症酸中毒、高渗性昏迷，可造成乳酸堆积，诱发乳酸酸中毒。乳酸酸中毒可与酮症酸中毒并存。糖尿病患者合并的心、肝、肾脏疾病可使组织器官灌注不良，引发低氧血症；患者糖化血红蛋白水平增高，血红蛋白携氧能力下降，更易造成局部缺氧，引起乳酸生成增加。此外，肝、肾功能障碍影响乳酸的代谢、转化及排出，进而导致乳酸酸中毒。

糖尿病乳酸酸中毒发病急，但症状与体征无特异性。糖尿病乳酸酸中毒是不同原因引起血乳酸持续增高和pH值降低（<7.35）等异常生化改变所致的一类临床综合征，其后果严重，死亡率高。

4. 感染

高血糖能抑制白细胞和巨噬细胞的功能，患者易发生感染，造成下肢、足部皮肤溃疡经久不愈，或有反复的皮肤、外阴感染，皮肤擦伤或抓破后不易愈合，或有反复发作的龟头炎、外阴炎、阴道炎等。

周姐在退休后的第二年发现自己患了糖尿病，因为身体没有感觉到特别不适，对糖尿病也没有引起重视。可是最近周姐出现了尿频、尿急、尿痛等问题，她慌忙到医院就医，医生告诉她这是高血糖引起的尿路感染，这才引起了周姐对糖尿病的重视。由于女性尿道较短，本身就比男性容易发生尿路感染，当糖尿病病情控制不佳时，尿糖含量较高，细菌可大量繁殖，从而尿道感染的概率大大增加。

糖尿病并发症引起的不适

我们对糖尿病的典型症状"三多一少"比较了解，即多饮、多食、多尿，体重减轻。高血糖可以对人体全身的各个系统造成影响，引起一些非典型症状，但是有一些人并没有意识到自身的不适是高血糖造成的。其实，这些症状严格来说是糖尿病并发症的症状，只是因为很多人一开始不知道自己有糖尿病，因为这些非典型症状去就医时才被诊断出糖尿病。

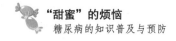

1. 大血管病变

与非糖尿病人群相比较，糖尿病人群动脉粥样硬化的患病率较高，发病年龄较小，病情进展也较快。大、中动脉粥样硬化主要侵犯主动脉、冠状动脉、脑动脉、肾动脉和肢体外周动脉等，引起冠心病、缺血性或出血性脑血管病、肾动脉硬化、肢体动脉硬化等。肢体外周动脉粥样硬化常以下肢动脉病变为主，表现为下肢疼痛、感觉异常和间歇性跛行，严重供血不足可导致肢体坏疽。

2. 微血管病变

（1）蛋白非酶糖化：各种蛋白糖化后沉积于血管内膜下，进一步变成不可逆的糖化终末产物，使基底膜增厚，管腔变窄，血管内皮肿胀并释放内皮因子使血管收缩，进一步狭窄，高度糖化终产物（advanced glycation end products，AGEs）刺激系膜基质增生，导致组织缺血、缺氧。

（2）多元醇通路活化：细胞内山梨醇、果糖堆积形成细胞内高渗状态。肌醇的流失使Na^+–K^+–ATP酶活性受影响，使得神经传导速度减慢。

（3）血液流变学改变：高糖、高脂、高凝、高黏度，使血液流动速度减慢，加上血红蛋白糖化携氧能力降低，组织缺血、缺氧的情况进一步加重。

钱阿姨患高血压多年，可是最近她发现自己的高血压反而变成了低血压——自己从座位上站起来时，会觉得头晕。刚开始她觉得可能是自己的高血压犯了，拿出血压计来测量，结果出乎意料，血压竟然比平时还低。可是坐位的血压与平时变化并不大。最终经医生解释，钱阿姨才知道，这种状况叫作直立性低血压（体位性低血压）。糖尿病自主神经病变会造成血管舒张、收缩功能异常，当久坐、久卧后突然起立，由于血管不能反射性收缩，血压下降，可发生一过性脑缺血，出现头晕、眼花甚至晕厥。

3. 糖尿病肾病

（1）病理：其基本病理变化为肾小球硬化。表现为弥漫性肾小球硬化，无特异性，病变广泛；结节性肾小球硬化为糖尿病肾特征性损害。

（2）临床表现及其分期：

Ⅰ期：肾小球滤过率（glomerular filtration rate，GER）升高，肾组织结构无异常，仅表现为肾小球代偿性增大，无蛋白尿出现。

Ⅱ期：肾小球毛细血管基底膜增厚，尿白蛋白排泄率正常，运动后可增高。

Ⅲ期：微白蛋白尿期，也称早期糖尿病肾病期。指尿白蛋白排泄率为20～200 μg/min（30～300 mg/24h），尿蛋白/尿肌酐（Alb/Cr）≥2.5（男），Alb/Cr≥3.5（女）。生化指标应在固定蛋白饮食下重复监测，尿常规中蛋白定性为阴性。

Ⅳ期：临床糖尿病肾病期。尿常规蛋白定性为阳性，数年后发展成肾病综合征，此期患者多伴有糖尿病视网膜病变。

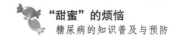
V期：肾功能衰竭期。一旦肾病综合征形成，肾功能恶化速度加快，逐渐发展至尿毒症期。由Ⅰ期发展至V期，历时15～25年。

4. 糖尿病视网膜病变

糖尿病视网膜病变（diabetic retinopathy，DR）是糖尿病最常见的微血管并发症之一。糖尿病视网膜病变的影响因素有患糖尿病时间的长短，血糖、血压、血脂的控制情况和个体的差异性。另外，1型糖尿病发生糖尿病视网膜病变早且严重，2型糖尿病发生视网膜病变要晚一些。

视网膜病变是糖尿病眼病的重要表现，共分为六期。

糖尿病视网膜病变单纯性或背景性病变包括三期：Ⅰ期有微动脉瘤或有小出血点，（+）较少，易数；（++）较多，不易数。Ⅱ期有黄白色"硬性渗出"或有出血斑，（+）较少，易数；（++）较多，不易数。Ⅲ期有白色"软性渗出"或有出血斑，（+）较少，易数；（++）较多，不易数。

增生性病变也有三期：Ⅳ期眼底有新生血管或并有玻璃体出血。V期眼底有新生血管和纤维增殖。Ⅵ期眼底有新生血管和纤维增殖，并发视网膜脱离。当增生性病变形成，提示病情严重，可导致网膜剥脱而失明。

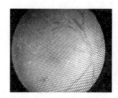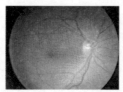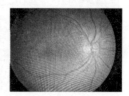

糖尿病视网膜病变

郑阿姨是做针线活的好手，可是自从几年前患上糖尿病，她感觉自己的视力变差了，针线活再也干不了了，尽管如此，她也认为自己是年纪大了，视力下降是正常现象。直到有一天和邻居宋姐聊天，她才知道原来糖尿病可能会导致视力减退，宋姐劝她到医院查查。真的是不查不知道，一查吓一跳，郑阿姨的视力问题真的是糖尿病造成的。糖尿病可累及双眼，引起糖尿病视网膜病变及白内障，从而影响视力，发病率随着病程与年龄的增加而增大。其中糖尿病视网膜病变对视力影响最严重，可造成视力突然下降、视物模糊甚至失明。

5. 神经病变

（1）周围神经损害。

远端对称性多发性周围神经病变：以四肢感觉神经受累最为常见，表现为肢端麻木、针刺样痛、烧灼样痛或闪电样痛，感觉减退或过敏；症状下肢比上肢重，远端比近端重；体检时各种腱反射降低或消失；肌电图检测时感觉、运动神经传递速度可减慢。

北方冬季空气干燥，容易造成皮肤瘙痒。可是乔女士的皮肤瘙痒症状却让她难以忍受，她逐渐意识到自己的皮肤瘙痒绝不只是因为空气干燥这么简单。到了医院，医生建议她检测一下血糖，结果竟然发现了高血糖。高血糖可刺激皮肤神经末梢，引起皮肤瘙痒，特别是女性会阴部的瘙痒。糖尿病患者要缓解瘙痒症状，既要控制好血糖，也要保持皮肤滋润。

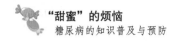

不对称性单神经病变：见于四肢单侧臂丛神经、正中神经、尺神经、闭孔神经、坐骨神经、腓神经等，较对称性多神经损害少见。

颅神经病变：以第Ⅲ对颅神经受累较常见，表现为瞳孔改变、眼睑下垂、眼肌麻痹。面神经、三叉神经、听神经、嗅神经均可受累，但少见。

脊神经病变：表现为可有胸、背部及腰、腹部对称性的针刺或烧灼样痛，可呈条带状分布。

（2）自主神经病变。（心血管系统见前）

胃肠神经损害：如胃动力学障碍，表现为胃轻瘫；或因腹腔迷走神经、肌间神经丛受损，使幽门、胃窦、十二指肠之间缺乏精细协调，致使食物自胃向十二指肠排空延缓；出现上腹饱胀、早饱、嗳气、恶心、呕吐，严重者可有空腹胃潴留，少数患者表现为顽固性呕吐。可通过核素扫描、B型超声、胃电图、胃阻抗等进行检查，其中以核素扫描最为准确。

肠道病变：可表现为周期性的便秘、腹泻，也可表现为以顽固性腹泻或便秘为主。

冯先生平时工作应酬多，早已从年轻时的高瘦小伙变成了如今的大胖子，衣服也难以掩饰他的大肚子。冯先生把主要心思都放在工作上，对身体健康不重视，最近不知道怎么回事，总是闹肚子，他也没当回事。可是腹泻问题总不好，一天总往厕所跑，冯先生被折腾得叫苦连天，不得已才决定到医院看看。结果让他大跌眼镜，他竟然被诊断为糖尿病，而且腹泻问题也是高血糖引起的。糖尿病自主神经病变可影响胃肠道功能，使肠道蠕动减慢，表现为腹胀、食欲缺乏或顽固性便秘，少数患者还可能出现慢性腹泻，或者腹泻与便秘交替出现。

膀胱病变：自觉排尿无力，尿流中断，体检时可触及充盈的膀胱，或B超下残余尿＞20 mL。

老王最近遇到了尴尬的问题——排尿无力，这严重影响到了正常生活，但他却没有把问题往糖尿病上想，最后只得求助医生。医生了解了老王的病史，发现老王的问题可能就是糖尿病造成的。高血糖会影响膀胱的自主神经，从而影响膀胱的收缩和排空，表现为缺乏尿意、排尿费力、膀胱残余尿量增多以及张力性尿失禁。男性出现上述问题时，如果排除了前列腺肥大，则应怀疑是否由糖尿病引起。一些患者还会出现尿潴留。糖尿病控制不好可导致自主神经病变，膀胱逼尿肌或膀胱括约肌发生功能障碍或二者功能不协调，于是排尿过程不能正常进行，进而就会导致尿潴留。

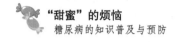
6. 糖尿病足

周围神经病变与外周血管疾病合并过高的机械压力，可引起糖尿病患者足部软组织及骨关节系统的损伤与畸形，进而引发一系列足部问题——从轻度的神经症状到严重的溃疡、感染、血管疾病、沙尔科（Charcot）关节和神经病变性骨折。如果积极治疗不能充分解决下肢出现的症状和并发症，则会造成灾难性的后果。因此，在糖尿病患者中开展对足部问题的早期预防和治疗具有重要的意义。

发病机制：大、中动脉粥样斑块的存在，血栓形成、栓子脱落阻塞，血管痉挛等使动脉狭窄，供血不足；神经病变缺少保护性反应，造成损伤、感染，以及神经营养障碍等的共同存在，导致糖尿病足的出现。糖尿病史的主要的临床表现为：

（1）溃疡：多发生在足部受压、摩擦之处，如足底、足跟及足趾处，可深达骨骼。

（2）坏疽：糖尿病坏疽多发于50岁以后，以60～70岁老年人常见。多见于肥胖而病程长的糖尿病成年患者，病程平均约10年。部位多见下肢，上肢少见。单侧发病多见，占80%，双侧同时发生少见，仅占20%。坏疽可突然发生，疼痛剧烈，但多数患者坏疽的发展是缓慢的，同时伴有严重的神经损害。病变早期疼痛可轻可重，局部仅见轻度损伤或皮肤局限性小水疱。以后皮下组织变成暗红色或黑色，严重时四肢手足发生溃烂坏死，干枯变黑，化脓感染等。坏疽分级如下：

0级：皮肤无开放性溃疡，但属高危足。

Ⅰ级：有开放性病灶、水疱、鸡眼或胼胝，烫伤或冻伤及其他损伤引起的浅表性溃疡，病灶未波及深部组织。

Ⅱ级：感染侵及深部组织，常有蜂窝织炎、多发性脓疡及窦道感染扩大，形成足底、足背贯通性溃疡，脓性分泌物较多，但肌腱、韧带尚无破坏。

Ⅲ级：肌腱韧带组织破坏，大脓腔形成、坏死组织增多，但尚无骨质破坏。

Ⅳ级：已有骨质破坏，出现骨髓炎、关节破坏、坏疽严重，有恶臭。

Ⅴ级：足的大部分或全部感染、缺血导致严重的干性坏疽，常波及踝以上，需高位截肢。

> 孙爷爷患糖尿病多年，一天发现自己的白袜子上有血迹，脱掉袜子一看，脚上竟然有个伤口，像是被石子硌的，随后他在一只鞋子里发现了一个个头不小的石子。可是他就纳闷了，怎么自己就没觉得疼呢？此时孙爷爷意识到自己需要尽快去医院，避免伤口不愈合发展为糖尿病足。糖尿病可引起末梢神经炎，表现为对称性手足麻木、疼痛、灼热、感觉减退或消失，也有人会产生走路如踩棉花的感觉。

糖尿病高危人群的自我风险评估

目前我国年龄在20岁以上的成人中，大约每10名就有1名糖尿病患者，但是每10名糖尿病患者中却只有3或4位患者的糖尿病

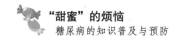
得到了诊断。如果患糖尿病又未及时发现，延误了治疗，患者发生失明、心血管疾病、肾功能衰竭和截肢的风险就会明显增高。因此，早期发现糖尿病非常重要。

以下这几个高危因素，可以让想要了解自己是否有糖尿病的人对自己进行一个简单的评估。

1. 遗传因素

糖尿病是临床常见的一种代谢性全身性疾病。从遗传学的角度看，糖尿病属于多基因病，具有明显的遗传倾向，是由遗传因素和其他多种因素共同作用而引发的。

1型和2型糖尿病的产生发展都与遗传因素有关。父母患有糖尿病者，其子女的发病率明显高于正常人。同卵孪生子中一人发生糖尿病，另一个人也可能患糖尿病，5年内先后患糖尿病的概率幼年为50%，成年可高达90%以上。这说明糖尿病与遗传因素有关。遗传研究表明，糖尿病发病率在血统亲属与非血统亲属中有显著差异，前者高出后者5倍。

糖尿病遗传基因的特点及其遗传方式还未阐明。需要强调的是，若父母双方均为糖尿病患者，其子女并非100%会发生糖尿病，可见遗传不是糖尿病发病的唯一危险因素。

遗传因素与2型糖尿病之间关系较大，特别是在存在糖尿病家族史的患者，其女性后代发生妊娠期糖尿病的概率明显高于普通人群。

多年来研究显示，1型糖尿病与HLA Ⅰ类抗原等位基因中B15、B8、B18、B7，HLA Ⅱ类抗原基因中DR3、DR4、DR2等相关。近年来，研究显示1型糖尿病与DQ基因相关性更明显，但随种族及地区不同,糖尿病易感基因相关位点不全相同。糖尿病为一种多基因病,易感基因只使某个体对糖尿病具有易感性,而其发病常需多个易感基因共同作用及环境因素的参与。2型糖尿病具有广泛的遗传异质性(即不同病因导致血糖增高),但仍有很多病因学未阐明,环境因素(如肥胖、活动少、都市化生活等)与糖尿病发病也明显相关。

2. 年龄

糖尿病的发病率随年龄的增长而增高。中老年人身体机能逐渐衰退,越来越多的老年人患糖尿病。患病率从40岁开始明显升高,50岁以后急剧上升,高峰在60～65岁。说到糖尿病,我们一直都将它作为老年疾病,以前糖尿病患者年龄多在55岁以上,但是如今不一样了,糖尿病的患病人群已不像以前那样固定,并且越来越趋于年轻化。

糖尿病有1型糖尿病和2型糖尿病之分,不同类型的糖尿病,其发病的年龄范围也不一样。1型糖尿病以年轻人多发,2型糖尿病主要发病人群年龄在40岁以上。故40岁以上,肥胖,有高血压病、高脂血症,活动少的人群易发病。2型糖尿病的发病率远高于1型糖尿病。

有关调查结果显示,中国糖尿病高发年龄在40～59岁,且糖尿病患者总数在不断增加。但是在一些国家和地区,比如欧洲,糖尿病高发人群年龄在60～69岁。相比之下,我国糖尿病高发年龄提前了20年。尤其要注意的是,50岁前患上2型糖尿病的患者,糖尿病的恶化速度一般较快,平均在被诊断为糖尿病2.5年后,口服降糖药物治疗就会失效,需要通过注射胰岛素来控制血糖。另外，同年龄较大的糖尿病患者相比，50岁之前发生糖尿病的患者，其血糖更难控制。有专家指出，40～59岁人群正是社会的劳动力主体，这个年龄段的糖尿病患者大量增加，不仅会对家庭和个人造成很大的伤害，更会严重影响社会和经济发展。

专家提醒我们，不健康的生活方式，如高热量、高脂饮食和缺乏体力活动所导致的肥胖，是50岁之前发生糖尿病的主要危险因素。如果50岁之前能够注意控制饮食、加强运动，发生糖尿病的概率就会明显降低。

研究表明，1型糖尿病的发病率女性高于男性。55～60岁以下人群中，2型糖尿病的患病率男性高于女性，而65岁以上则无性别差异。

3. 饮食习惯

尽管我们每天都在进食，但是很少有人会仔细去想，什么样的饮食才利于健康长寿。研究表明，由穷变富的人群，糖尿病发病率会明显增加。为了防止肥胖，预防糖尿病的发生，必须提倡合理饮食，尤其在由穷变富的人群中，首先应进行合理饮食的普及教育，让人们懂得合理饮食在人体健康中所起的重要作用，其次应掌握合理饮食的基本原则：①饮食的量，饮食所提供的总热量以达到维持标准体重为度，视标准体重及劳动强度而定；②饮食结构应遵循"四低二高一平衡"原则，"四低"即低糖、低盐、低脂、低胆固醇，"二高"即高纤维素、高复合碳水化合物，"一平衡"即适量的蛋白质；③进餐方式，即提倡进餐时间规律，少食多餐，各餐间合理分配，少吃零食。目前由于食品的深加工，食品中膳食纤维的含量不足，故膳食中应增加膳食纤维的含量，进食富含膳食纤维的食物可以改善肥胖者餐后高胰岛素血症，可以降低糖尿病患者餐后高血糖，增加机体对胰岛素的敏感性。长期坚持食用富含膳食纤维的食物将有利于空腹血糖的降低，体重接近标准。

相反，不良的饮食习惯，如进食过多，高糖、高脂肪饮食可诱发糖尿病。尤其是长期以精米精粉为主食，会造成微量元素及维生素的大量丢失，也可能诱发糖尿病，容易导致体内血糖升高。不良的饮食习惯会增加患糖尿病的风险，健康的生活习惯才能够有效地预防糖尿病。

4．身体质量指数

研究表明，肥胖者的糖尿病患病率比体重正常者高4倍，重度肥胖者糖尿病患病率比体重正常者高30倍之多，这表明肥胖与糖尿病的发病率有明显的关系，而且多为2型糖尿病。在40岁以上的2型糖尿病患者中，体重超过标准体重10%以上者占2/3，也说明肥胖与糖尿病有密切关系。大多数学者认为，肥胖是2型糖尿病发病的重要诱因之一，而1型糖尿病与肥胖无关。

医学研究认为，肥胖者易患糖尿病与脂肪细胞膜上胰岛素受体数目的减少和胰岛素受体对胰岛素的亲和力下降等因素有关，肥胖者肥大的脂肪细胞膜上胰岛素受体密度减少，数目减少，与胰岛素亲和力下降，这些都是肥胖引起糖尿病的原因。研究证明，2型糖尿病肥胖者红细胞胰岛素受体数量及其亲和力只有正常人的一半，血浆胰岛素浓度较正常人高，但降糖效果小。

还有一项研究证明，在同样的条件下，肥胖者葡萄糖消耗率仅为对照组的40%，说明肥胖者机体对胰岛素不敏感，所以对糖

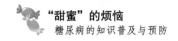

的利用下降。为适应这种需要，胰岛素细胞长期超负荷工作，最终导致胰岛细胞功能衰竭而发生糖尿病。

另外，值得注意的是，脂肪组织的分布也是糖尿病发病的一个重要影响因素。即使身体质量指数（body mass index，BMI）控制在正常范围内，如果腹部肥胖，腰围＞102 cm，糖尿病的发病风险也会提高3.5倍。腹部肥胖是亚洲人群发生2型糖尿病的常见危险因素。

虽然过度肥胖容易患上糖尿病，但是肥胖者对胰岛素的敏感性还是可以改变的，其关键在于控制饮食。肥胖者只要认真控制饮食（最好多食用高纤维食品并适当加强体育锻炼），就能使肥胖程度减轻，使肥大的脂肪细胞缩小，则其受体数目和亲和力可得以恢复，使机体恢复对胰岛素的敏感性，这样有利于使血糖恢复正常，控制糖尿病症状。

5. 运动

运动与糖尿病之间的关系很难明确，但过多摄入能量和缺乏运动必然会引起肥胖，肥胖则是糖尿病的危险因素。随着科学的发展，生产工具的现代化，人们的劳动方式发生了变化，从户外体力劳动发展为室内的脑力劳动，农村生活方式也逐渐城市化。西方家庭大都有汽车，上下班坐汽车，上下楼坐电梯，他们基本上没有什么体力活动，再加上不正确的饮食习惯，致使西方国家糖尿病的发病率明显较高。而我国人民的生活方式正在逐渐转变。就北京而言，汽车数量由1980年的10.3万辆增到1997年的119.7万辆，富振英等总结的资料显示，不太活动（指在办公室工作）、轻度活动（指售货员等）、中重度活动（指非机械化或半机械化工作）者糖尿病的患病率分别为8.59%、4.56%、1.76%。从这一组数据中我们可以看出，糖尿病患病率随着职业体力活动的加强而下降。Zimmet所做的一些交叉试验已经证明，在不活动和不善于活动的人群中，2型糖尿病的发病率相差2～4倍，可见增加体育运动势在必行。

恰当的体育运动对人体的健康是非常有益的，尤其在目前人们运动不足的情况下，更显得重要。对于肥胖者，体育运动与饮食控制同等重要。研究认为，肥胖者普遍存在高胰岛素血症、胰岛素敏感性下降、胰岛素抵抗等，通过加强体育运动可使机体对胰岛素的敏感性增加，改善糖耐量，同时对心肺功能也产生有益的影响。

总之，体力活动的减少是目前糖尿病患病率增高的一个重要因素。恰当、适宜的体育运动能防治肥胖，预防糖尿病的发生。

6. 精神状态

当人处于紧张、焦虑、恐惧或受惊吓等应激状态时，交感神经的兴奋将直接作用于胰岛细胞，抑制胰岛素的分泌，同时交感神经还将作用于肾上腺髓质，使肾上腺素的分泌增加，间接抑制胰岛素的分泌、释放。如果这种不良心理因素长时间存在，则可能引起胰岛B细胞的功能障碍，使胰岛素分泌不足的倾向最终固定下来，进而导致糖尿病。

一些临床观察表明，糖尿病发作与灾难性事件有关，特别是酸中毒或昏迷常被认为是由情绪激发所致。根据流行病学调查，1型糖尿病发病前双亲死亡、家庭破裂等生活事件发生率高，而2型糖尿病发病前经受的灾难性生活事件则更多。许多研究指

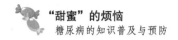

出，糖尿病患者的性格常有许多特征，如内向、情绪不稳、被动、依赖、幼稚、缺乏安全感、优柔寡断等。上述因素和精神障碍的出现及其程度与糖尿病的发生也有一定关系。

研究发现，糖尿病的发生与生活事件应激有一定关系。急性应激可使正常人在饱餐后血糖反应峰值延迟，心理应激后糖尿病患者和正常人均可出现短暂性血糖增高反应。

临床发现，在出现明显的糖代谢紊乱及糖尿病临床症状前，部分患者经历过应激性生活事件并表现出感情障碍。对糖尿病合并焦虑/抑郁症状的患者予以抗焦虑和抗抑郁治疗后，患者的免疫指标趋于正常，血糖也随之下降。这说明负性情感应被视为糖尿病，特别是2型糖尿病的重要危险因素。

7. 其他因素

药物

某些药物可诱发或加重糖尿病，如氯噻酮、氢氯噻嗪、糖皮质激素（泼尼松、地塞米松等）、口服避孕药及普萘洛尔等。

妊娠

妊娠期的女性能量需求增加，加上体内激素变化，导致胰岛素抵抗增强，因此孕妇容易患糖尿病。孕妇的糖尿病有两种情况：一种是怀孕前就有糖尿病，称为糖尿病合并妊娠，怀孕往往会增加血糖控制难度；第二种是怀孕前血糖正常，怀孕时才出现的糖尿病，称为妊娠期糖尿病。患有糖尿病的孕妇80%属于妊娠期糖尿病。

睡眠不足

睡眠不好或太少的人都容易患糖尿病。瑞典的研究人员在对

8000名没有糖尿病病史的中年瑞典人跟踪长达10年后发现，这些人当中竟有500多人已不知不觉地患上了不同程度的糖尿病，而且这些人患病的一个共同的主要原因是睡眠不好或睡眠太少。

人在睡眠不好或睡眠太少的时候，体内的皮质醇和肾上腺素将变得更加活跃，从而从多方面影响人体吸收糖分。美国研究人员通过试验也发现，一个人如果连续一个星期每夜只睡眠4个小时，会影响人体对糖分的吸收。

爱看电视

爱看电视的人群是糖尿病的高危人群。研究显示，与每周看电视时间不到一小时的男性相比，每周看2～10小时电视的男性患糖尿病的风险升高66%，看电视时间在21～40小时的男性患糖尿病的风险增加一倍，看电视时间在40小时以上者，患糖尿病的风险增加约两倍。这项研究显示，长时间看电视和患糖尿病的发病有直接关联。并不是看电视本身带来患糖尿病的风险增加，而是过多看电视代表一种典型的生活态度与习惯，即摄取过多能量和运动量较少。

压力大

工作生活压力大的年轻人也是糖尿病的高发人群。年轻人工作压力大，饮食不规律，饮食多以高热量的快餐为主，丧偶、经济困难或其他改变生活的变化，都是年轻人患糖尿病的危险因素。生活中发生重大不利变化而产生巨大心理压力，是发生2型糖尿病的危险因素。研究人员发现，遭到过重大打击的人比受打击小的人患糖尿病的可能性大60%。

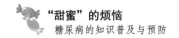

糖尿病诊断检查项目的选择

在糖尿病的诊治过程中，需要做许多实验室检查，以观察血糖控制情况，降低并发症的发生率。当前，对糖尿病的研究非常活跃，新实验层出不穷。在糖尿病的诊断、治疗和预防观察中，究竟要做哪些检查？现介绍给大家参考。

糖尿病的诊断：糖尿病诊断的最主要手段是测定血浆葡萄糖浓度。其诊断标准包括：

（1）有糖尿病的症状，任何时间的静脉血浆葡萄糖浓度≥11.1 mmol/L（200 mg/dL）。

（2）空腹静脉血浆葡萄糖浓度≥7.0 mmol/L（126 mg/dL）。

（3）糖耐量试验：口服75 g葡萄糖后2小时静脉血浆葡萄糖浓度≥11.1 mmol/L（200 mg/dL）。

以上三项标准中，有一项达到标准，并在随后的一天再选择上述三项中的任一项重复检查也达到标准者，即可确诊为糖尿病。

1. 血糖检测

血糖检测除抽取静脉血浆外，还有以下几种方法：

（1）使用便携式血糖仪进行血糖的自我监测：对于所有用胰岛素治疗的患者，专家推荐用便携式血糖仪自我监测血糖水平，1型糖尿病患者一天至少应测3次，以调节胰岛素用量。监测的目标为：①达到和维持血糖控制；②预防和发现低血糖；③避免严重高血糖；④调节或改变治疗方法。

（2）无创或最小创伤性血糖分析：自己用便携式血糖仪监

测血糖，需从手指采血，每天要扎3针。一周下来，手指全是针眼，许多患者难以接受。因此，科学家们设计出了多种葡萄糖传感器，将它植入皮内（采用微创或无创技术）后，与外部监测器相连接，可随时监测血糖水平。由于这些新技术的临床应用资料不多，许多特征性指标尚未建立，目前暂不推荐用于糖尿病的治疗评价。

2. 口服葡萄糖耐量试验

口服葡萄糖耐量试验是检查人体血糖调节功能的一种方法。正常人服用一定量的葡萄糖后，血糖浓度暂时性升高（一般不超过8.9 mmol/L），但在2小时内血糖浓度又可恢复至正常空腹水平。在服用一定量的葡萄糖后，间隔一定时间测定血糖和尿糖，观察血液葡萄糖水平及有无尿糖出现，称为葡萄糖耐量试验。若存在内分泌功能失调等因素引起的糖代谢失常，测试者食入一定量的葡萄糖后，血糖浓度可急剧升高，而且短时间内不能恢复到原来的浓度水平，称为糖耐量失常。临床上对症状不明显的糖尿病患者，可采用口服葡萄糖耐量试验来判断有无糖代谢异常。

口服葡萄糖耐量试验的方法如下：

（1）做OGTT试验前3天，停止胰岛素治疗，可正常饮食，每天饮食中碳水化合物含量不应低于150 g（但要控制在250～300 g），并且维持正常活动。

（2）早晨空腹抽取血液2 mL，抗凝，测定血浆葡萄糖浓度，此为空腹血糖。

（3）5分钟之内饮入300 mL含75 g葡萄糖的糖水（对于儿童则按每千克体重给予1.75 g葡萄糖计算口服葡萄糖用量，总量不超

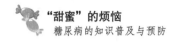

过75 g），喝糖水后30分钟、1小时、2小时分别静脉取血一次，并留取尿液做尿糖定性试验。整个试验中不可吸烟、喝咖啡、喝茶或进食，应安静地坐在椅子上。

（4）测定血糖浓度，并将各次所测得的血糖浓度与对应的时间作图，绘制糖耐量曲线。

3. 尿糖检测

对于没有条件进行血糖检测的患者，自我进行尿糖监测不失为一个方便的权宜之法。其优点在于简单易行，没有痛苦，花费低廉。但尿糖绝不能代替血糖，其只能部分反映血糖水平，因此当您在进行自我尿糖监测之前，需要先对尿糖有足够的认识。患者必须认识到监测尿糖是为了粗略地了解血糖水平，因为治疗糖尿病的最终目的是要良好地控制血糖。尿液排出体外以前是一直存储在膀胱中的，因此监测尿糖，其实测定的是膀胱中尿液糖的平均浓度，它所反映的血糖水平是从上次排尿到这次排尿这一段时间的平均水平，不能反映监测当时的血糖水平。从这一点上讲，尿糖和血糖也有一定差距。

4. 血酮体检测

酮体是游离脂肪酸的分解代谢产物。糖尿病患者（特别是1型糖尿病患者）在治疗期间应监测血或尿中的酮体，作为糖尿病酮症酸中毒的辅助诊断依据和酮症酸中毒治疗效果的监测。

5. 尿酮体检测

糖尿病酮症酸中毒时由于葡萄糖的氧化作用遭受损害，糖利用减少，机体分解脂肪产生酮体的速度大于组织利用速度，可出现酮血症，继而发生酮尿，未控制或治疗不当的糖尿病患者易出现酸中毒或昏迷。酮体是脂肪氧化不完全的产物，包括 β -羟丁酸、乙酰乙酸和丙酮3种成分，前两者是酮体的主要成分，分别占78%和20%，丙酮占2%。

6. 糖化血红蛋白检测

糖化血红蛋白（GHb）是血红蛋白与血糖进行非酶促反应结合的产物。此反应是缓慢、非酶促、不可逆的。其中HbA1c反映2～3个月前血糖平均水平，它不受进食、药物及其他生理因素变化的影响。所有糖尿病患者每年至少应测2次HbA1c，以为评估血糖的控制情况提供可靠的实验室指标。HbA1c浓度保持在低于7%的水平，可减少糖尿病并发症的发生，如果超过8%，应重新评价治疗方法。

7. 糖化清蛋白检测

血液中的葡萄糖与清蛋白的N末端发生非酶促的糖基化反应（缓慢、非酶促、不可逆），形成高分子酮胺化合物，总称为糖化清蛋白，其中90%以上是糖化白蛋白（GA）。糖化清蛋白主要反映的是2～3周内血糖的平均浓度。检查时不需要空腹。

8. 自身免疫标志物检测

1型糖尿病患者由于自身免疫作用，产生胰岛素的胰岛B细胞被破坏，体内可产生多种自身免疫抗体。目前，由于这些抗体缺乏特异性，对它们的测定仅用于临床调查研究，不推荐用于糖尿病的常规诊断和治疗监测。

9. 尿微量白蛋白检测

糖尿病是导致终末期肾病的原因之一，微量白蛋白尿是糖尿病肾病的早期征兆，没有临床蛋白尿（尿常规检查蛋白为阴性）

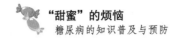
的患者，每年均应检查尿微量白蛋白，如为阳性，必须在认可的
实验室用定量试验证实，如确属微量白蛋白尿，应积极进行治
疗，此时肾损害可以逆转。

10. 其他实验室检查

所有成年糖尿病患者，每年均应进行血脂检查。

糖尿病检查需要注意的事项

1. 空腹血糖

空腹血糖FPG是指至少8小时内不摄入含热量食物，然后测得
的血浆葡萄糖。一般使用血浆或血清标本。

2. 尿酮体和尿糖

用清洁干燥的容器收集新鲜尿液并尽快测试，尿样在室温
下的放置时间不可超过1小时，否则应将尿样保存在2～8℃冰箱
中，并在2小时内测定，不要在尿样中加入防腐剂。尿样不可离
心，检测前应将尿样混匀。

3. 餐后两小时血糖

餐后两小时血糖即在进食两小时后测血液中的葡萄糖含量。

4. OGTT

OGTT参照上文内容。

3

谁呀

——糖尿病的专业诊断！

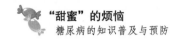
▮ 诊断糖尿病需要做哪些检查

随着生活水平的提高以及不健康饮食习惯的养成，人们所患的疾病越来越多，同时生活压力逐渐增大，作息没有规律，使一部分疾病呈现出低龄化的特点，糖尿病就是其中的一种。当我们感到自己多饮、多食、多尿，并且伴随体重减轻的时候，就要警惕自己有可能患上了糖尿病。怎样判断自己是否真的得了糖尿病？这就需要我们做一些相关的检查。那么诊断糖尿病究竟需要做哪些检查呢？

我们去医院的时候常常要抽血检测血浆葡萄糖含量，血浆葡萄糖就是人们常说的血糖，即血液中的葡萄糖。它的主要来源是食物中的淀粉、牛奶中的乳糖、甘蔗中的蔗糖及麦芽糖等。经消化吸收而生成的葡萄糖，大部分以糖原（葡萄糖的聚合单位）的形式储存在肝脏和肌肉内，小部分随血液输送到组织器官中，供我们日常生活所需要的能量。一般医院通过测定空腹时的血糖水平来进行血糖监测。

血糖是人体能量的来源，胰岛素是一种调节血糖或葡萄糖水平的激素，其帮助细胞获得能量，两者之间存在直接关系。在健康者体内，血糖水平越高胰岛素释放得越多，血糖水平越低，释放的胰岛素越少。

胰岛素负责让血糖保持健康、稳定的水平。在我们吃东西时，食物会通过消化系统转换成葡萄糖并释放到血液中，然后血糖被全身细胞吸收并用作能量。

含大量糖类的食物或碳水化合物在体内转变成血糖的速度更快，但这也更容易导致血糖超出正常水平。当这种情况发生时，人体会释放更多胰岛素。这些额外的胰岛素能让细胞迅速从血液中吸收多余的糖，让血糖迅速恢复正常水平，因为长时间处于高血糖水平是非常不健康的状态。

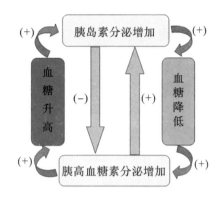

如果我们几个小时不吃食物，血糖水平会下降到正常水平以下。这种情况的发生也与胰岛素和血糖之间的相互作用密切相关。

当人体血糖降到正常水平以下时，另一种升高血糖的激素分泌就增加了，就是胰高血糖素。它的分泌可以让血糖升高，给细胞提供必要的能量。

胰岛素和胰高血糖素像是天平的两端，共同维持身体的血糖水平稳定在一个范围内，既给身体提供必需的能量，又不至于让"能量爆表"，给身体带来负面的影响。

当胰岛素和血糖的平衡关系被打破，就可能患糖尿病。糖尿病患者体内缺乏胰岛素对升高的血糖水平做出反应。多种原因可以导致这种疾病，包括胰岛难以分泌必需的胰岛素，身体对胰岛素不能做出正确反应或释放的量不正确等。糖尿病是一种有潜在危险的疾病，需要密切观察和治疗，包括改变生活方式和使用药

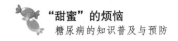
物等。糖尿病不能彻底治愈，但患者在良好控制血糖的情况下同样可以长寿。

血糖检查

我们日常在家中，有一种比较简便的测血糖的办法，即扎指尖，使用家用血糖仪测血糖。这种方法简便快捷，一定程度上可以反映身体血糖的波动，但是容易受到一些外在环境和我们自身因素的影响，它的精确度低于采取静脉血所测得的血糖值。

医院一般抽取静脉血测血糖，即静脉血糖测定。

以上两种测定血糖的方法是最常见的。严格来说，静脉采血测血糖测量出来的数值更加准确，更能反映我们身体的状况。

血糖仪检测作为一个更适合我们日常使用的方法，测量出来的血糖浓度可以等同于我们静脉采血所测得的血糖浓度吗？血糖水平会由于测量方式的不同而出现变化吗？是的，会有所不同。在以下情况下，测量方式的不同会影响到测量结果，即可能出现不正确的结果。

1. 取样点不同

血液由心脏通过动脉供给毛细血管，在向身体各个组织供给了包括血糖在内的营养后，血液通过静脉返回心脏。采用血糖试纸测试血糖时，所采用的取样部位为手指的毛细血管，而毛细血管中包含了一部分血糖已经耗尽的血液。

2. 挤压血液时用力不当

用力过大导致血糖检测不准确。如果挤压时用力过大，就会导致皮下组织内透明的细胞内液也被挤压出来，并与血液混合在一起，导致不准确的测量结果。

3. 血糖试纸在空气中放置时间过长

血糖试纸在空气中放置时间过长，可吸入空气中的水分，从而影响测量结果。

4. 血液吸取过程时间过长或过短

如果在"嘀"声响起前，将血糖试纸从血液上离开，会导致吸液量不够，从而影响测量结果。如果在"嘀"声响起后，仍长时间地保持血糖试纸与血液的接触，也会影响测量结果。因此，要在血液的量达到足够的程度后，立刻开始吸取血液。如需重复测量，则要将刺破点的血液擦拭干净，从头开始，重新测量。在血液吸取过程中，如果将血糖试纸从血液上移开后，再次进行吸取，是无法获得正确的测量结果的，所以应该更换一只新的血糖试纸，在血液量达到足够的程度后，再次进行测量（在血液吸取过程中，不要将血糖试纸从血液上移开）。另外，测量时间的不同，也会对血糖的数值造成一定的影响，即使患者刚从医院检查完血糖回家，也会发现在家测量的血糖值与在医院测量的血糖值不同。其原因在于随着身体的活动，血糖必然要被消耗，而在进食后，所摄取的血糖会进入血液中，对消耗的血糖进行补充。

■ 糖化血红蛋白和糖化清蛋白检查

1. 糖化血红蛋白

有一些糖尿病的"老病号"去医院检查的时候，大夫会开

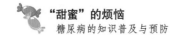

一项叫作"糖化血红蛋白"的检查，这是一项衡量患者几个月以来血糖控制水平的一个指标。我们知道，人体的血液由红细胞等构成，而血红蛋白是红细胞的"肌肉"，糖化血红蛋白是红细胞内血红蛋白与血糖结合的产物。糖化血红蛋白很稳定，能保持120天左右而不被代谢掉，并且与血糖浓度成正比，所以可以间接地观测到120天之前的血糖浓度。糖化血红蛋白测试通常可以反映患者最近8～12周的血糖控制情况，是糖尿病诊断的新标准和治疗监测的"金标准"（"金标准"是指当前临床医学界公认的最可靠、最准确、最好的诊断方法）。

随着人们对糖尿病知识的逐步了解，多数人已意识到空腹血糖和餐后2小时血糖监测的重要性，并常常把二者的测定值作为控制血糖的标准。其实不然，空腹血糖和餐后2小时血糖水平是诊断糖尿病的标准，而衡量血糖控制水平的标准是糖化血红蛋白。

2. 糖化清蛋白

与糖化血红蛋白相似，糖化清蛋白也是可以衡量血糖控制水平的指标。糖化清蛋白可有效反映患者过去2～3周内的平均血糖水平，而且不受测量当时血糖浓度的影响，是糖尿病患者衡量血糖控制水平非常适宜的指标。

尿液分析

1. 糖尿病患者的尿液分析

根据"糖尿病"的名称可以知道，这个病的发生发展和尿液成分有关，那么糖尿病患者的尿液和健康人的尿液有什么不同呢？

首先是外观。糖尿病患者的饭后尿液一般无色，像白开水一样，而且小便次数多、尿量也多。饭后3～4小时，小便次数减少，尿液颜色稍重，略呈淡黄色。

其次是气味。未经治疗的糖尿病患者的新鲜小便有淡淡的熟玉米味或微微的熟地瓜味，放置一段时间后易发馊，而且馊味浓重，比正常人小便馊味大得多。个别患者的某一时期可能刚刚排出尿道的新鲜尿液馊味就很大。这说明该患者已经发生了泌尿系统感染，这种馊味来源于感染的细菌。

最后是味道。相比于非糖尿病人群，糖尿病患者的尿液由于有糖的存在，是甜的，病情越重，含糖量越高，甜度越大。这也就是为什么糖尿病患者的尿液易招来昆虫。糖尿病患者的尿液在野外常常招来苍蝇、蚂蚁、蜜蜂等。不仅仅昆虫喜欢糖，好多细菌也喜欢，所以糖尿病患者易发生泌尿系统感染，而且感染不易根治，老是反反复复，尤其女性糖尿病患者。

2. 尿酮体

酮体是三种不同成分的总称，它们分别是丙酮、乙酰乙酸和 β -羟丁酸，是体内脂肪代谢的中间产物。正常情况下，其生成量极少，现行的常规方法检测不出，因此正常人酮体定性试验为阴性。但在饥饿或其他原因引起糖代谢障碍、脂肪分解增加及糖尿病酸中毒时，因产生酮体速度大于组织利用速度，患者可出现酮血症，继而发生酮尿。

糖尿病酮症酸中毒指由于糖利用减少，脂肪分解增加，产生的酮体增加而引起酮症。未控制或治疗不当的糖尿病出现酸中

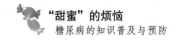
毒或昏迷时，尿酮体检查极有价值。糖尿病酮症酸中毒应与低血糖、心脑血管疾病乳酸酸中毒或糖尿病高血糖高渗性昏迷相区别。酮症酸中毒时尿酮体阳性，而后三者尿酮体一般不增高。但应注意，糖尿病酮症酸中毒者肾功能严重损伤而肾阈值增高时，尿酮体也可能减少，甚至完全消失。

3. 尿蛋白

正常尿液中含少量小分子蛋白，普通尿常规检查测不出。当尿中蛋白增加，尿常规检查可以测出，即为蛋白尿。蛋白尿是肾脏病的常见表现，全身性疾病也可出现蛋白尿。长期患糖尿病会损伤人体各个器官，尤其是肾脏。肾脏的重吸收功能受损，一些人体蛋白质就从肾脏排泄出来，形成蛋白尿。糖尿病肾病的症状包括蛋白尿、水肿、贫血、高血压、肾功能衰竭等。蛋白尿是诊断肾病的重要指标，有蛋白尿者占糖尿病患者的4.9%～10%。降低糖尿病蛋白尿可以减少肾脏的持续损伤，但不能改变肾脏损伤的情况，即糖尿病蛋白尿患者一旦遇到感冒、劳累等易感因素时，依然可能会再次出现蛋白尿。

血脂质分析

血浆中所含脂类统称为血脂。血浆脂类含量只占全身脂类总量的极小一部分，绝大部分脂类储存在脂肪组织中。无论是我们身体中的脂肪还是外来食物中的脂肪，它们两者之间的转换都是在血浆中进行的。因此，血脂含量可以反映体内脂类代谢的情况。食用高脂肪膳食后，血浆脂类含量大幅度上升。但这是暂时的，在血脂代谢正常的情况下，血浆脂类含量一般在3～6小时后可逐渐趋于正常。检测血脂时，医院常常要求待测者空腹8小时以上，因为这样才能较为可靠地反映血脂的真实情况。

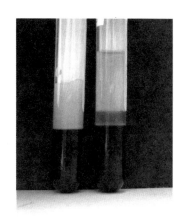

高血脂标本和正常血标本

血脂的测定对于我们的身体状况具有重要意义。血浆胆固醇和三酰甘油（甘油三酯）水平的升高与动脉粥样硬化的发生有关。糖尿病患者，尤其是2型糖尿病患者常常有血脂代谢障碍，表现为甘油三酯浓度升高，低密度脂蛋白胆固醇浓度升高，而高密度脂蛋白胆固醇浓度降低。血脂在身体内的转化需要载体，载体是一些蛋白质，血脂与载体结合形成脂蛋白。脂蛋白有很多种，根据密度分为乳糜微粒（chylomicron，CM）、极低密度脂蛋白（very low density lipoprotein，VLDL）、低密度脂蛋白（low density lipoprotein，LDL）和高密度脂蛋白（high density lipoprotein，HDL）。低密度脂蛋白和高密度脂蛋白与胆固醇结合起来称作低密度脂蛋白胆固醇和高密度脂蛋白胆固醇。对于低密度脂蛋白胆固醇和高密度脂蛋白胆固醇，我们有个通俗的说法，把低密度脂蛋白胆固醇叫作"坏胆固醇"，把高密度脂蛋白胆固醇叫作"好胆固醇"。这样称呼的原因是低密度脂蛋白会把胆固醇堆积在血管内，而高密度脂蛋白会把堆积的胆固醇转运出去。

糖尿病患者往往有脂代谢障碍，脂质在体内堆积可以导致动

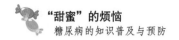

脉粥样硬化。因此糖尿病患者应定期检查血脂水平，尤其是2型糖尿病患者。许多糖尿病患者需要进行降脂治疗，以预防和控制相关并发症，定期检查血脂水平有助于评价降脂效果。另外，鱼类和豆类食品含有较高的高密度脂蛋白，我们平时可以多吃这一类食物，给我们的血管"洗洗澡"。

▌胰岛 B 细胞功能测定

胰岛是由两种细胞构成的，分别是胰岛A细胞和胰岛B细胞，其中胰岛B细胞分泌由胰岛素和C肽组成的胰岛素原，主要在肾脏分解代谢。胰岛素原在体内经过转化，生成胰岛素，再释放到血液中。C肽可以保证胰岛素的结构不被破坏。胰岛素原既可与胰岛素抗体结合，又可与C肽抗体结合。正常生理情况下，只有极少量的胰岛素原释放入血液中，病理情况下，胰岛细胞释放胰岛素原增多，血液中胰岛素原水平升高。

糖尿病患者血浆胰岛素原水平明显升高。1型糖尿病由于胰岛素的合成和分泌极度下降，刚合成的胰岛素原在未转变为胰岛素的情况下即释放入血，血浆胰岛素原水平升高。研究证明，部分表现为高胰岛素血症的2型糖尿病患者其实为高胰岛素原血症，其原因是胰岛B细胞功能障碍，胰岛素原分泌增多。

胰岛B细胞瘤为胰岛B细极度增生，造成胰岛素原水平极度升高。家族性高胰岛素血症患者血浆胰岛素原水平明显升高。

慢性肾功能不全时，胰岛素原的分解代谢降低，可导致血浆胰岛素原水平升高。

胰岛素抗体和血清胰岛细胞抗体测定

1. 胰岛素抗体

胰岛素抗体可能大家不是很熟悉，但乙肝疫苗是众所周知的。注射乙肝疫苗可以刺激机体产生乙肝抗体，乙肝抗体可以与乙肝病毒结合，保护机体不被乙肝病毒感染。那么，什么是胰岛素抗体呢？我们可以将其简单理解为机体产生的可以结合胰岛素而使胰岛素不能起到降血糖作用的一种成分。胰岛素抗体可以降低胰岛素的活性，使胰岛素不能行使降血糖的功能。

几乎所有使用动物胰岛素的糖尿病患者都会产生胰岛素抗体，这些抗体不仅增加了胰岛素的使用剂量，也干扰了胰岛素的检测。检测胰岛素抗体可用于指导临床的胰岛素治疗。

胰岛素抗体的出现有两种情况，一种出现于接受胰岛素治疗的患者，这主要和胰岛素制剂的纯度有关系；另一种出现于从未接受过胰岛素治疗的患者，称为胰岛素自身抗体。胰岛素抗体测定对糖尿病和低血糖的诊断、鉴别诊断及治疗具有非常重要的意义。

2. 1型糖尿病的早期发现

正常人如果体内存在胰岛素抗体则很容易患1型糖尿病。胰岛素自身抗体可能是胰岛细胞被破坏而产生的，因此胰岛素自身抗体的检测可作为胰岛细胞损伤的标志，用于早期发现和预防1型糖尿病。

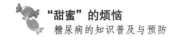
3. 诊断胰岛素抵抗，指导糖尿病治疗

在注射胰岛素治疗的过程中，随时间延长，原先的剂量不能达到原先的效果，需要不断增加胰岛素剂量的情况，称为胰岛素抵抗。血液中存在胰岛素抗体是产生胰岛素抵抗的重要原因，糖尿病患者在使用胰岛素治疗的过程中，可因胰岛素抗体的产生而出现胰岛素抵抗。此时应检测胰岛素抗体，若出现阳性或滴度增高，可作为诊断胰岛素抵抗的客观依据。

如果出现胰岛素抵抗，就需要更换单组分胰岛素或者使用更高纯度的胰岛素，效果仍不理想者，应停用胰岛素。口服降糖药或应用糖皮质激素皆有助于降低胰岛素抗体的浓度，改善胰岛素抵抗。

4. 胰岛素自身免疫综合征

胰岛素自身免疫综合征表现为严重低血糖、高胰岛素血症、胰岛素抗体阳性及从未接受外源性胰岛素治疗。低血糖发作呈自限性，绝大部分不经治疗1年内自行缓解，但发作时多较严重且诊断困难。除对症治疗外，应用肾上腺皮质激素可能有一定价值。此病有一定的遗传倾向。

5. 胰岛细胞抗体

有一种抗体不是针对胰岛素的，而是针对胰岛细胞的，称为胰岛细胞抗体。抗胰岛细胞抗体阳性是胰岛细胞损伤的标志，表明血液中含有损伤胰岛细胞的成分，即胰岛细胞抗体。

1型糖尿病患者胰岛细胞抗体阳性率较高，人群中检出率达60%～70%。常在临床发病前期即可测出，数周后降低。起病后3年检出率约为20%。

胰岛细胞抗体可作为糖尿病的分型指标。发病时1型糖尿病患者的阳性率为65%~85%,而2型糖尿病患者发病时的阳性率约为10%。因此,如果发病时胰岛细胞抗体为阳性,患者患1型糖尿病的概率大。当然,有一部分2型糖尿病患者的胰岛细胞抗体也为阳性,这预示2型糖尿病有转化为1型糖尿病的倾向,警示我们提前预防,积极治疗。

另外,进行了胰岛移植手术的患者也要监测胰岛细胞抗体,患者血液中出现抗胰岛细胞抗体时易发生对移植物的排斥反应。

胰岛细胞抗体和胰岛素抗体容易在1型糖尿病患者中检测出。在1型糖尿病早期,两种抗体一般伴随出现;而在已经发病的患者中,两种抗体反而会出现不一致的情况。因此,胰岛细胞抗体和胰岛素抗体检测是早期预防和治疗1型糖尿病的指征。2型糖尿病患者通过检测这两种抗体,也可以起到预防作用,以预防2型糖尿病转化为1型糖尿病。

糖尿病患者去医院检查这两种抗体的时候,应告知医生自己近期的用药情况及特殊生理改变。需要注意的有:①抽血前一天不吃过于油腻、高蛋白的食物;②避免大量饮酒,因为血液中的酒精成分会直接影响检验结果。

糖尿病的其他检查项目

1. 胰岛素原

胰岛素原(proinsulin)是胰岛素的前体物质,由胰岛素和C肽组成,具有双重免疫活性,既可与胰岛素抗体结合,又可与C肽抗体结合。胰岛素原由胰岛B细胞合成和分泌，主要在肾脏分解代谢。正常生理情况下，只有极少量的胰岛素原释放入血液，病理情况下，胰岛B细胞释放胰岛素原增多，血液中胰岛素原水平升高。

糖尿病患者血浆胰岛素原水平明显升高。1型糖尿病胰岛的胰岛素合成和分泌极度下降，刚合成的胰岛素原在未转变为胰岛素的情况下即释放入血，导致血浆胰岛素原水平升高。研究证明，部分表现为高胰岛素血症的2型糖尿病患者其实为高胰岛素原血症，其原因是胰岛B细胞功能障碍，胰岛素原分泌增多。胰岛B细胞瘤、家族性高胰岛素血症患者的血浆胰岛素原水平均明显升高。慢性肾功能不全时，胰岛素原的分解代谢降低，可致血浆胰岛素原水平升高。甲亢时也可出现血浆胰岛素原水平升高。

2. C肽的检测

C肽与胰岛素是由胰岛素原分裂而成的等分子肽类，C肽不被肝脏酶灭活，半衰期为10～11分钟，其浓度可更好地反映胰岛B细胞的储备功能。C肽测定具有不受外来胰岛素影响的优点。一分子的胰岛素原分解后，形成一分子的胰岛素和一分子的C肽，因此检测C肽含量相当于间接检测胰岛素含量。

那么如何利用C肽来检测糖尿病呢？目前国际上采用的用C肽来评价B细胞功能的试验为胰升糖素试验。胰升糖素是一种可迅速升高身体血糖的蛋白质，血糖升高后，身体开始分泌胰岛素，再通过C肽检测胰岛素的浓度，这样就可以检测身体胰岛素的分泌情况。其类似于口服葡萄糖耐量试验。

C肽检测的优势：没有注射胰岛素的患者，检测胰岛素和C肽是差不多的，都可以反应机体胰岛细胞分泌胰岛素的水平。但当患者在接受外来胰岛素治疗时，如果仍通过检查血中的胰岛素水平来评价机体产生胰岛素的能力，检测结果显然会受到注射胰岛素的影响。此时，进行C肽检查能准确反映机体产生胰岛素的量，而不受外来胰岛素的影响。C肽测定方法与胰岛素测定相同，也是抽空腹及餐后血，正常情况下也是餐后比空腹高4~5倍。另外，我们前面讲到了胰岛素抗体，它对C肽是不起作用的，即C肽不受胰岛素抗体干扰，故C肽测定显得更为准确和重要。

一般糖尿病患者的C肽会降低，那么有没有C肽升高的情况呢？胰岛素瘤是胰岛B细胞异常增生而引起的一种疾病，这种疾病会出现C肽的异常增高。同时，C肽还可以用来判断胰岛素瘤术后的情况，如果手术后C肽的含量依然很高，那么就表示胰岛素瘤组织有残留。如果在后续的随访中，患者机体的C肽水平不断上升，则提示肿瘤复发或转移的可能性大。

具体怎么检测C肽呢？患者先抽空腹血测C肽，然后快速静脉注射1mg胰高血糖素，第60分钟时抽血测定C肽。正常人C肽水平可较空腹升高3倍以上。1型糖尿病C肽水平较低。胰岛功能差者C肽升高幅度小于3倍。胰岛素测定及C肽测定都可作为糖尿病分型的依据。

我们知道，糖尿病是由于人体胰岛素的绝对或相对缺乏引起的，想知道自己到底能生产多少胰岛素，是绝对缺乏胰岛素还是相对缺乏胰岛素，通过血胰岛素检查或C肽检查就能了解。化验室常用的C肽测定方法有以下两种：

（1）血清C肽测定。

一般为0.3~0.6 pmol/mL，口服葡萄糖耐量试验后，C肽比空

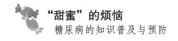

腹时高5～6倍。

（2）尿C肽及24小时尿C肽测定。

尿中的C肽也是一个很好的指标，每天人体从尿中排出的C肽和血中的C肽有一个固定的比例，尿C肽大约占血中的C肽的4%，同时由于其具有留取标本方便等优点，近年来尿C肽测定已被国内外广泛采用。近年来国外已开展了用24小时尿测定C肽的方法。这种方法不仅标本留取方便、患者乐于接受，而且可以准确地反映机体胰岛的功能状况。

3. 血清胰岛素检查

血清胰岛素检查适用于没有使用胰岛素治疗的患者，在空腹及餐后2小时抽血进行测定。正常情况下空腹胰岛素水平应该为5～20 μU/mL，而餐后水平应比空腹高出 4～5 倍。如果胰岛素水平明显降低，称之为胰岛素绝对缺乏，如1型糖尿病；如果并没有明显减少，而血糖仍高，称为胰岛素相对缺乏。因胰岛素相对缺乏出现糖尿病是因为胰岛素发挥作用的环节出现故障，常见于2 型糖尿病伴有胰岛素抵抗的患者。

4. 果糖胺

糖化血红蛋白可反应较长时间内人体的血糖水平，果糖胺可反应患者检测前1～3周内的平均血糖水平。故果糖胺从一定程度上弥补了糖化血红蛋白不能反映较短时期内血糖浓度变化的不足，尤其是对血糖波动较大的脆性糖尿病及妊娠糖尿病，了解其平均血糖水平有实际意义。果糖胺的测定快速且价廉，是评价糖尿病控制情况的一个良好指标。

糖尿病的诊断标准和诊断指标

目前,糖尿病的诊断标准和诊断指标主要依据1999年WHO提出的糖尿病诊断和分类标准,即:①有糖尿病症状,并且随机血糖≥11.1 mmol/L。随机血糖是指任意时间的血糖值,典型的糖尿病症状包括多尿、烦渴和无其他诱因的体重下降。②空腹血糖≥7.0 mmol/L,空腹状态定义为至少8小时内无热量摄入。③OGTT 2小时后血糖≥11.1 mmol/L,OGTT按WHO的要求进行。没有糖尿病的症状而符合上述标准之一的患者在次日复诊仍符合上述三条标准之一者,即诊断为糖尿病。

另外,2010年ADA提出的糖尿病诊断标准为:

(1)糖化血红蛋白HbA1c≥6.5%。

(2)空腹血糖≥7.0 mmol/L。空腹定义为至少8小时内无热量摄入。

(3)口服葡萄糖耐量试验2小时后血糖≥11.1 mmol/L。

(4)伴有典型的高血糖或高血糖危象,且随机血糖≥11.1 mmol/L。

在无明确高血糖时应通过重复检测来证实标准(1)~(3)。

此标准跟过去相比有两个方面的进步,即增加了糖化血红蛋白指标,弱化了症状指标,将更多人纳入糖尿病范畴,使其得到早期诊治。

1. 诊断注意事项

糖尿病的诊断一般不难,空腹血糖≥7.0 mmol/L,和(或)

餐后两小时血糖≥11.1 mmol/L即可确诊。诊断糖尿病后要进行分型：1型糖尿病发病年龄小，大多患者年龄低于30岁，起病突然，多饮、多尿、多食、消瘦症状明显，血糖水平高，不少患者以酮症酸中毒为首发症状，血清胰岛素和C肽水平低下，ICA、IAA或GADA可呈阳性，单用口服药无效，需用胰岛素治疗。2型糖尿病常见于中老年肥胖者，常可伴有高血压、血脂异常、动脉硬化等疾病，起病隐匿，早期无任何症状或仅有轻度乏力、口渴，血糖增高不明显者需做口服葡萄糖耐量试验才能确诊，血清胰岛素水平早期正常或增高，晚期低下。

2. 鉴别诊断

某些情况下血糖升高不一定是糖尿病，需结合临床进行鉴别诊断。

（1）继发性糖尿病：包括胰源性糖尿病，如胰腺炎、胰腺切除、胰腺癌和内分泌性糖尿病。可从病史和临床表现予以鉴别。

（2）应激性糖尿：患者在经历脑血管意外、颅脑外伤、急性心肌梗死、急性感染、创伤、外科手术等时，可出现暂时性高血糖和尿糖，应激因素消除后1～2周血糖可恢复正常水平。

（3）肾性糖尿：大多因为肾小管重吸收功能低下，肾小管对葡萄糖的重吸收发生障碍，肾糖阈下降，故患者尿糖虽然为阳性，但其血糖正常，口服葡萄糖耐量试验正常，血胰岛素水平也正常。

（4）饭后糖尿：因糖类在胃肠道吸收过速，如胃空肠吻合术后、甲状腺功能亢进、自主神经功能紊乱和严重肝病等，患者进食后可出现暂时性高血糖和尿糖，口服葡萄糖耐量试验、空腹血糖正常，半小时和1小时血糖超过正常，2小时和3小时血糖正常或低于正常。

（5）慢性疾病、长期体力活动减少或卧床休息者，葡萄糖耐量降低，但空腹血糖一般正常。饥饿及营养不良者，体内组织利用葡萄糖的能力减弱、胰岛素分泌减少，故也可有葡萄糖耐量降低，偶有糖尿出现。

（6）药物：某些药物可影响葡萄糖耐量，故应在试验前停药3～7天，甚至一个月以上。

（7）其他内分泌疾病：肢端肥大症、库欣综合征、甲亢、嗜铬细胞瘤、胰高血糖素瘤等可引起继发性糖尿病，除血糖升高外，这些疾病还有其他特征性表现，不难鉴别。

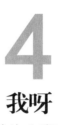

4

我呀

——糖尿病确诊后需要做些什么？

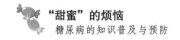

糖尿病的治疗目标

对于确诊的糖尿病患者，治疗的目标是尽可能将血糖控制在正常范围。要维持血糖完全正常较难，但血糖越接近正常，发生糖尿病短期或长期并发症的可能性就越小。有关专家结合糖尿病治疗原则，将糖尿病的治疗目标分为以下三条：

（1）能够使患者的血糖等相关指标维持在基本正常的水平，从而有效地避免糖尿病酮症酸中毒、糖尿病非酮症高渗性昏迷等急性并发症的发生。

（2）能够使糖尿病患者避免慢性并发症的发生，或延缓慢性并发症的进展，从而避免并发症所造成的失明、尿毒症、肢体残疾和过早死亡等情况。

（3）能够维持糖尿病儿童及青少年的正常生长发育，使之拥有充沛的精力和从事正常工作与进行日常活动的能力，能够拥有与非糖尿病患者一样的高质量生活和基本相同的寿命。

临床治疗研究发现，现代的医疗水平已能够完全达到糖尿病的预期治疗目标。

糖尿病的治疗原则

糖尿病的治疗原则是坚持早期、长期、综合治疗，治疗方法个体化，目的是纠正代谢紊乱、控制血糖、消除症状、减少或延缓并发症的发生和发展。近几年，我国专家、学者在美国糖尿病专家焦斯林的三原则，即饮食治疗、胰岛素治疗（当时还没有口服降糖药）和运动治疗的基础上提出了糖尿病的治疗五原则，这与WHO织提出的"五个小球理论"不谋而合。

我国的糖尿病治疗五原则具体为：

（1）糖尿病的教育与心理治疗：主要目的是让糖尿病患者对糖尿病有一个正确的认识，知道如何对待和处理糖尿病。

（2）糖尿病饮食治疗：糖尿病患者的饮食影响患者疾病的控制和治疗，合理用餐是糖尿病患者进行其他治疗手段的基础。

（3）糖尿病运动治疗：适量的运动能够有效维持血糖水平。糖尿病患者适合进行有氧运动，因为有氧运动有强度低、时间长、不中断、有节奏等特点，能增强糖尿病患者氧气的吸入、运送及利用。与此相反的无氧运动，如高强度的剧烈运动则不适宜糖尿病患者。

（4）糖尿病的药物治疗：在单纯的饮食和运动治疗不能够维持血糖处于基本正常水平时，患者需要适当选用口服降糖药及胰岛素，并根据临床需要，联合应用降脂、降压药物及其他药物。

（5）糖尿病的病情监测：糖尿病患者需要定期做血、尿中各项指标的检测，心电图以及眼底的检查，以判断病情的发展情况，指导治疗。

只要认真遵从以上五条原则，糖尿病患者病情就可以得到良好的控制，从而有效避免急性或慢性并发症的发生和发展。

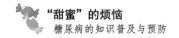

糖尿病不同时期的治疗特点

糖尿病是一种进行性发展的慢性、终身性疾病。临床上，根据患者的糖耐量状况、胰岛功能受损程度以及是否有并发症，将糖尿病划分为三个时期，即糖尿病前期、糖尿病期及糖尿病晚期。

糖尿病的整个发展过程中自始至终都存在胰岛素抵抗，而胰岛B细胞功能则经历了一个由盛到衰的变化过程。换言之，在糖尿病的不同阶段，其致病的主要矛盾各不相同，这为糖尿病分期与序贯治疗提供了理论依据。根据这些理论依据，不同时期的糖尿病患者拥有不同的治疗特点。

1. 糖尿病前期

糖尿病前期也叫糖耐量低减期，此阶段是健康状态向糖尿病过渡的中间期，涉及的人群包括年龄 45 岁以上者、有糖尿病家族史者、巨大儿分娩史者、糖耐量低者以及有肥胖、高血压、高血脂等代谢紊乱者。这一阶段的患者是患糖尿病的高危人群，日后有很高的糖尿病和心血管病发生率。因此，对于这部分人群应给予高度重视，及早干预。本阶段的治疗主要以改善生活方式为主，包括饮食控制及运动疗法，也可酌情选用药物，其目的是防止和延缓糖尿病的发生，同时有效地预防糖尿病和心血管并发症的发生。

2. 糖尿病期

胰岛功能失代偿之后就进入了糖尿病期。此阶段应在饮食控制、运动治疗的基础上，给予降糖药物治疗，具体治疗方案如下：

1 级治疗方案：首先针对胰岛素抵抗这一关键环节，选用一种能够改善胰岛素抵抗的药物，这些药物包括双胍类及噻唑烷二酮类胰岛素增敏剂。本方案适用于胰岛素水平正常或偏高的糖尿病早期患者，如无效可采用 2 级治疗方案。

2 级治疗方案：联合应用胰岛素增敏剂和餐后血糖调节剂，无效后可选择 3 级治疗方案。

3 级治疗方案：应用胰岛素增敏剂及餐后血糖调节剂，再配以促胰岛素分泌剂（包括磺脲类或非磺脲类）。本方案适用于胰岛功能降低至正常人 1/2 的患者，无效后可采用 4 级治疗方案。

4 级治疗方案：胰岛素补充治疗，即口服降糖药与注射胰岛素联合治疗，最常采用的方案是白天口服降糖药物，晚上睡前注射一次中效（或长效）胰岛素。该方案适用于胰岛功能降低至正常人 1/3 的患者。

5 级治疗方案：停用一切促胰岛素分泌剂，采用胰岛素替代治疗，可采取一日数次（3～4 次）皮下注射胰岛素或胰岛素泵强化治疗。该方案适用于胰岛功能完全衰竭的糖尿病患者。

出于保护胰岛功能及减少药物不良反应的考虑，当一种药物用至最大治疗量的一半仍不能使血糖得到良好控制时，建议尽早采用两种（或两种以上）药物联合治疗，而不主张将一种药物加至最大量。以磺脲类药物为例，其最大治疗量是 30 mg/d，临床上一般每次用 5 mg，3 次/日，倘若效果不佳，则采取联合用药。

3. 糖尿病晚期

此阶段的患者不仅胰岛功能很差，且往往有各种严重的慢性

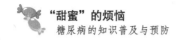

并发症，因此除了严格控制血糖以外，还要积极控制各种心血管病危险因素，如降压、调脂、扩血管、改善微循环等。另外，还要针对各种糖尿病并发症采取相应的治疗措施，如激光光凝治疗糖尿病视网膜病变、介入治疗糖尿病下肢血管病变等。

个体化治疗是糖尿病治疗必须遵从的一个重要原则，分期、分级治疗方案只是针对不同阶段 2 型糖尿病患者的一个大体治疗原则，具体到每一个糖尿病患者，其病程长短、体形胖瘦、肝肾功能、并发症的情况以及血糖谱特点均不相同。因此，在应用上述方案时，应整体考虑上述各种因素，在医生的指导下，科学合理地选择药物及调整剂量。

基于糖尿病发病机制所提出的分期序贯治疗方案具有很强的科学性和针对性，与传统治疗方法相比，其更加注重改善胰岛素抵抗和对胰岛功能的保护，兼顾有效性与安全性，强调对各种心血管危险因素的全面控制。大量临床实践证明，分期序贯疗法是一种科学、规范、安全、有效的糖尿病治疗方案。我们相信，随着科学的进步，糖尿病的治疗方案将更加合理、完善。

▋ 糖尿病患者适合吃药还是用胰岛素治疗

在治疗糖尿病时，除了注意饮食、适当运动外，药物治疗也是十分关键的，但在应用药物治疗时，常常面临一项艰难的选择，那就是使用胰岛素还是口服降糖药。一般来说，胰岛素与口服降糖药各有优缺点，不同患者应根据自己的具体病情，选择合适的治疗方案，适合的才是最好的。所以对于不同情况的糖尿病患者主要有以下几种选择方案。

1. 1 型糖尿病患者必须终身使用胰岛素，2 型糖尿病患者应考虑使用口服降糖药

糖尿病可分为1型糖尿病、2型糖尿病、妊娠糖尿病及其他类型糖尿病。1型糖尿病患者如果不使用胰岛素将很容易发生酮症酸中毒，进而危及生命，所以1型糖尿病患者必须终身使用胰岛素治疗；2型糖尿病患者应先考虑使用口服降糖药，但饮食控制、运动调理和口服降糖药后治疗失败者，或者合并感染、视网膜病变、肾病、酮症酸中毒、糖尿病非酮症高渗性昏迷等急、慢性并发症者，或者外伤、手术期者，或者合并妊娠者就必须使用胰岛素治疗。

2. 对于初诊为 2 型糖尿病的患者如有明显的高血糖症状、发生酮症或酮症酸中毒，可首选胰岛素治疗

血糖是糖尿病治疗的关键指标。对于初诊为2型糖尿病的患者，尤其有明显高血糖症状，或者发生酮症或酮症酸中毒时，建议首选胰岛素治疗，待血糖得到控制和症状得到显著缓解后，再根据病情考虑应用口服降糖药或胰岛素。

3. 有心、肝、肾及全身疾病的糖尿病患者，最好使用胰岛素治疗

因为经肝脏代谢的口服降糖药容易加重肝、肾功能损伤，因此对患有心、肝、肾及全身疾病的糖尿病患者，如患有乙肝等，最好使用胰岛素皮下注射治疗。

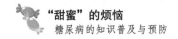
4. 2岁以下幼儿、老年患者，已有严重并发症者不宜采用胰岛素治疗

使用胰岛素治疗时，低血糖症发生率增加，尤其是对于老年人来说，低血糖的后果尤其严重，因此为了避免风险，老年患者不宜采用胰岛素治疗。

5. 经过较大剂量多种口服降糖药联合治疗后，糖化血红蛋白仍大于7%时，可考虑启动胰岛素治疗

2型糖尿病患者在饮食控制、运动治疗和口服降糖药联合治疗的基础上，若血糖指标仍未达到目标时，如糖化血红蛋白大于7%，可考虑启动胰岛素联合治疗。

6. 在糖尿病治疗过程中，出现无明显诱因的体重显著下降时，应尽快使用胰岛素治疗

我们在对肥胖糖尿病患者治疗的过程中，要求他们控制饮食，并配合运动治疗来减少体重。但当出现无明显诱因的体重下降，尤其在本来就消瘦的糖尿病患者，应引起重视，并尽快使用胰岛素治疗。

7. 初诊糖尿病患者难以鉴别是否是1型糖尿病时，可首选胰岛素治疗

当我们在初次诊断糖尿病，尤其是难以鉴别是否是1型糖尿病时，应首选胰岛素治疗，可待血糖得到控制和症状得到显著缓解，确定分型后，再根据病情考虑应用口服降糖药或胰岛素。

总之，胰岛素和口服降糖药各有优缺点，应由专业医生根据患者病情需要进行选择。

常用口服降糖药的分类和用法

口服降糖药有很多种。目前，临床常用的口服降糖药按功能或作用可以分为促胰岛素分泌剂、促进葡萄糖在周围组织细胞代谢剂、抑制小肠吸收葡萄糖的α-葡萄糖苷酶抑制剂、提高胰岛素敏感性和生物利用度的胰岛素增敏剂4大类。由于作用原理、代谢途径、起效时间和服药注意事项的不同，其各自的服用方法大致如下。

1. 促胰岛素分泌剂

促胰岛素分泌剂包括磺脲和非磺脲两类。磺脲类药物中，甲苯磺丁脲（tolbutamide）、氯磺丙脲（chlorpropamide）是第一代磺脲类代表药；格列本脲（glibenclamide）、格列齐特（gliclazide）、格列吡嗪（glipizide）、格列喹酮（gliquidone）是第二代磺脲类代表药；格列美脲（glimepiride）则为第三代磺脲类代表药。而非磺脲类降糖药是近年来新发现的促胰岛素分泌药，目前仅有瑞格列奈（repaglinide）和那格列奈（nateglinide）两种。它们共同的作用是能够刺激胰岛B细胞分泌胰岛素，从而降低血糖。但是，如果用量不当或不能与饮食所摄入的碳水化合物相配合，则可能引起低血糖。由于它们进入人体后需要一定的时间来刺激胰岛细胞产生胰岛素，因此其最佳服药时间为餐前30分钟。各个药物之间的主要区别在于药物作用的强弱和时间的长短，不宜联合使用。

在作用特点方面，格列喹酮片（糖适平）、格列吡嗪片（美吡达）、格列吡嗪控释片（瑞易宁）等作用时间较短，主要用于控制餐后血糖水平；格列本脲片（优降糖）、格列齐特缓释片（达美康）、格列美脲片（亚莫利）等作用时间较长，可同时用于控制餐后和空腹血糖水平。

2. 促进葡萄糖在周围组织细胞代谢剂

这类药物不像磺脲类有一个庞大的"家族"，目前仅有双胍类，且只有苯乙双胍（降糖灵）和二甲双胍（降糖片）两种药物。其中，前者由于容易引起乳酸酸中毒，因而在某些国家已被禁用，我国目前也较少使用，应用时应比较慎重，剂量以较小为佳。后者目前较常用，本类药物共同的作用是促进周围组织（如肌肉等）对葡萄糖的利用，同时减少肝糖原的生成，使血糖浓度降低。由于本类药物不刺激胰岛素分泌，故对于血糖正常者比较安全，因此有人称它们为抗高血糖药，特别适用于肥胖或超重的患者使用。由于它们都带有酸性，可以刺激胃肠道，故在餐后30分钟或进餐结束时服用为佳。

3. α-葡萄糖苷酶抑制剂

目前此类药物主要有三种，即阿卡波糖片（拜唐苹）、伏格列波糖片（倍欣）和米格列醇片（奥恬平），其主要作用是阻止α-葡萄糖苷酶与多糖类物质结合，以减少和降低食物中的淀粉等多糖类物质被分解、消化和吸收的量及速度，从而改善或降低餐后血糖，对餐后血糖控制不好的患者效果明显。但是，其药理作用是以损失碳水化合物（糖类）在肠道被消化吸收的生物利用度为代价的，同时还会影响机体对于蛋白质、脂肪、维生素、微量元素等其他营养物质的吸收。因此，长期应用可引起营养不良或营养素控制失衡。另外，相当一部分的患者还会因淀粉等多糖类物质不能被充分分解和消化，而产生腹胀、腹泻、肠鸣音亢进、大便次数过多等药物不良反应。其正确的服用方法是在进餐时与第一口饭同服。如果在餐后服用或餐前过早服用，其作用会大打折扣。

4. 胰岛素增敏剂

胰岛素增敏剂的代表药物有罗格列酮和吡格列酮，其作用原理是通过促进胰岛素的介导作用而提高葡萄糖的利用率，同时增强胰岛素作用、抑制肝糖原生成。由于减轻了胰岛素的抵抗，因此可在降糖的同时，不同程度地改善血脂和血压水平。当其与磺脲类及胰岛素合用时，可出现低血糖，部分患者出现体重增加、水肿加重、贫血和红细胞减少等不良反应。临床使用中，单独或联合其他类降糖药使用均可，一般应在餐前服用。

常用口服降糖药的服法及漏服的补救方法

糖尿病是一种终身性疾病，在长期的治疗过程中，由于种种原因，糖尿病患者难免会发生漏服降糖药的情况，如果处置不当，势必会引起血糖的显著波动，进而影响对患者血糖的平稳控制。漏服降糖药是临床经常面临的问题，对于降糖药漏服的补救，应根据不同情况区别对待，处理时需要考虑以下几个因素：所漏服降糖药物的药效特点、漏服的时间以及当时的血糖水平等，而所用降糖药物的种类是决定不同补救方法的关键。下面分别就不同种类口服降糖药来谈谈对此类问题的处理。

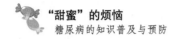
1. 磺脲类促胰岛素分泌剂

本类药物品种繁多、使用人群广，使用不当很容易出现低血糖，所以漏服此类药物的补救措施比较复杂。本类药物根据实际作用时间可分为短效和中长效两大类。

短效药物往往要求餐前半小时服用，比如格列吡嗪片（美吡达）、格列喹酮片（糖适平）、格列齐特缓释片（达美康）。如果到了吃饭的时候才想起来，可以将吃饭的时间往后推半小时。如果吃饭的时间不能改变，也可以偶尔一次餐前直接服用，但要适当减少药量，这样做可能会引起餐后两小时血糖较平时略高，但能够减少下一餐前出现低血糖的风险。而对于瑞格列奈片（诺和龙）或者那格列奈片（唐力）等起效快速的促胰岛素分泌剂，其漏服引起的影响就会小一些。如果到了两餐之间才想起来，那需要立即测量血糖，若血糖轻微升高，可以增加活动量而不再补服；若血糖明显升高，可以当时减量补服，不能把漏服的药物加到下一次服药时一起服。但是如果到了下一餐餐前才想起来漏服药了，则不用补服。正确的处理方式是测餐前血糖，如果餐前血糖升高不明显，就依旧按照原剂量服药，无须做任何改变；如果升高明显，可以适当减少下一餐用餐量，使血糖尽快恢复到正常范围。

现在，越来越多的糖尿病患者选择中长效的磺脲类药物，主要包括格列吡嗪控释片（瑞易宁）、格列齐特缓释片（达美康）和格列美脲片（亚莫利）。这类药物往往要求患者于早餐前半小时服用，一般一日只用一次，由服药次数少，可以明显减少漏服的次数。如果早餐前漏服药而于午餐前想起，可以根据血糖情况，按照原来的剂量补服药物。如果到了午餐后才想起，可以视情况半量补服。如果年龄较大或者平时血糖控制较好的患者，可以偶尔漏服一日，以免造成夜间低血糖。

2. 非磺脲类促胰岛素分泌剂

这类药物的代表药物是瑞格列奈（诺和龙）和那格列奈（唐力）。漏服此类药物的处理方法与短效磺脲类药物类似。如果两餐之间想起前一餐忘记用药，应根据检测血糖的结果决定是否减量补服；如果马上到下一餐时间了才想起漏服，则无须补服，并且要测餐前血糖，若升高不明显就无须改变用餐量，若血糖升高明显可以适当减少下一餐用餐量，使血糖尽快恢复到正常范围，减小漏服药物的影响。

3. α–葡萄糖苷酶抑制剂

阿卡波糖片（拜唐苹）是这类药物的代表。因为这类药物的作用机理是延缓肠道中碳水化合物的吸收，所以餐中想起漏服药物还可以补上，如果吃完饭再补药，降糖效果会大打折扣。

4. 促进葡萄糖在周围组织细胞代谢剂

二甲双胍是这类药物的代表。此类药物不增加胰岛素的分泌，单药应用一般不会出现低血糖。如果二甲双胍的用量较小，可以通过加大活动量的方式降低血糖而无须补服。联合用药的患者也最好仅采用增加活动量的方式，或者在明确血糖水平偏高以后再补服，以减少由于用药时间变化，导致多种药物相互作用而出现低血糖反应的可能。如果已经到了下一次使用双胍类药物的时间才发现漏服，就无须再补服了。

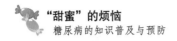
5. 胰岛素增敏剂

此类药物的代表是吡格列酮（瑞彤）。这类药物一日只需要服用一次，起效较慢，单独使用一般不会引起低血糖。因此，单独使用胰岛素增敏剂的糖尿病患者在发生漏服后，可在当日的任何时间按原剂量进行补服。

值得强调的是，漏服降糖药的危害十分严重。据一项研究表明，坚持定量、定时、规律用药的糖尿病患者的糖化血红蛋白为7.1%，如果一个月漏服一次降糖药，糖化血红蛋白将升至7.2%；如果每周漏服一次，糖化血红蛋白将会升至7.8%；而每周漏服药物大于一次的话，糖化血红蛋白将达到8.5%；若是经常忘记按时服药，那后果就更严重了，不仅血糖不易控制，还容易导致并发症的出现。

要想减少漏服降糖药事件的发生，首先必须在思想上重视，患者只有认识到降糖治疗的重要性和漏服药的危害，才会去积极避免。还有一些糖尿病患者的经验可以与大家分享，比如将口服药放在餐桌上，在拿起筷子前就能看到它，长此以往，也就养成了习惯；随身包里常备口服降糖药，以免出去吃饭时身边没有药；将药物放在写着时间的小药盒里，吃与没吃一目了然。以上方法对记忆力减退的人很有帮助。定期监测血糖，每次测血糖对自己按时用药都是一个督促；建议医生尽量选择服用方便的降糖药，比如一日一次和餐前即刻可以服用的药物。

养成按时、规律服用降糖药的习惯对于平稳控制血糖很重要，对延缓糖尿病慢性并发症的发生和发展也很重要，所以应尽量避免漏服。一旦忘记服药，则应咨询医生或参考前文介绍的补救措施进行处理，努力把漏服药的危害降到最低。

口服降糖药的不良反应

1. 磺脲类降糖药的不良反应

磺脲类药物的不良反应包括营养代谢障碍、神经系统损害、精神紊乱、胃肠道反应，甚至肝损害。患者需定期检查肝功能。格列本脲为第二代磺脲类降糖药，降血糖强度大，半衰期长，若使用不当可引起严重和持久的低血糖反应。对患有心血管疾病的患者，此类药物应尽可能用小剂量或使用短效制剂。

2. 双胍类降糖药的不良反应

此类药物引起的不良反应以低血糖和消化道反应为主，该类药物主要在肝脏中代谢，绝大部分随粪便排出，且由于有较高的蛋白结合率，不会在组织中蓄积，有较好的安全性。

3. α-葡萄糖苷酶抑制剂类降糖药的不良反应

α-葡萄糖苷酶抑制剂（如拜唐苹）必须正确服用才能发挥疗效，服用时要求在进餐时随第一口饭一起嚼碎服用。虽此类药物少见不良反应，但仍有引起乏力、头痛、眩晕及皮肤瘙痒、荨麻疹等过敏反应的可能。最常见的不良反应是胃肠道反应，主要有腹胀、肠鸣音亢进、排气增加，少数患者有腹泻，虽然其单用不易引起低血糖，但与其他降糖药物合用时，患者可能出现低血糖症状。

4. 噻唑烷二酮类降糖药的不良反应

该药物有良好的安全性和耐受性，低血糖发生率低。该药尽管无严重肝损害作用（罗格列酮尤为安全），肝功能不全的患者仍

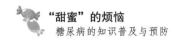

"甜蜜"的烦恼
糖尿病的知识普及与预防

应慎用。此外，其可能引起头痛、水肿、乏力等不良反应，这可能
与噻唑烷二酮类药物具有轻度的血管扩张作用和引起液体潴留有
关。越来越多的数据表明，噻唑烷二酮类药物可诱导骨质疏松症的
发生，增加骨折风险，特别是在女性人群中，这种作用尤为显著。

口服降糖药物的联合应用

目前的降糖药物主要有五大类，双胍类、磺脲类、α-葡萄
糖苷酶抑制剂类、格列奈类和噻唑烷二酮类。根据病情特点可选
用其中的1种作为唯一口服降糖药，也可以将口服降糖药与胰岛
素联合应用，或者将2～3种口服降糖药联合应用，以取得更加可
靠的疗效。口服降糖药之间主要的几种联合应用方案如下。

1. 磺脲类和双胍类联用

磺脲类和双胍类联用是最常用的方法。针对糖尿病的发病机
制，即胰岛素分泌异常和胰岛素抵抗，对非肥胖的患者联合应用
磺脲类和双胍类药物，可增加胰岛素作用靶组织对葡萄糖的摄取
和利用，抑制肝糖原的分解及糖异生（gluconeogenesis），提高组
织对胰岛素的敏感性，减轻磺脲类药物增重的作用。而肥胖者单
用双胍类药物血糖控制不佳时，也可联用磺脲类药物。治疗开始
即可联用，也可先使用其中一种，然后加用另一种，三种方法的
最后疗效相同。两者联用比起单一用药时，糖化血红蛋白平均降
低1.7%，空腹血糖降低约3.5 mmol/L。

2. 磺脲类和噻唑烷二酮类联用

噻唑烷二酮类可增加胰岛素受体的敏感性，减少内源性胰岛

素的需要量。两者联用相比单一用药可使糖化血红蛋白平均降低0.7%~1.8%，空腹血糖降低2.8～3.3 mmol/L，但会明显增加体重和低密度脂蛋白胆固醇浓度。

3. 磺脲类和 α-葡萄糖苷酶抑制剂联用

磺脲类药物主要降低空腹血糖，α-葡萄糖苷酶抑制剂降低餐后血糖。当单用磺脲类药物不能有效控制餐后血糖时，应考虑加用α-葡萄糖苷酶抑制剂，使餐后血糖高峰降低并延迟。由于α-葡萄糖苷酶抑制剂能持续抑制餐后血糖而降低胰岛素的用量，故可减少联用的磺脲类药物剂量，且该药不增加体重。两者联用比起单一用药时，糖化血红蛋白平均降低1.3%，空腹血糖降低约2.2 mmol/ L。

4. 格列奈类和双胍类联用

格列奈类即苯甲酸、苯丙氨酸衍生物类，因与受体结合及解离迅速，服药后可快速刺激胰岛素分泌，模拟生理性胰岛素急性时相分泌，更有利于餐后血糖控制，且低血糖发生率较低。其与双胍类药物联用的益处同磺脲类，且可使餐后血糖控制更为理想。

例如，那格列奈和二甲双胍的联用，虽然二者降血糖机制不同，但二者作用模式互补，具有协同作用，联合应用的作用和效果不仅显著大于二者单独应用的效果，也大于二者简单相加的作用，使患者既可得到二者单独作用时的好处，也可获得协同作用带来的益处。这种益处不仅表现在能显著降低HbAlc、空腹血糖、餐后血糖水平，而且可使糖尿病并发症（比如微血管病变、大血管病变等）发生率下降，同时取得很好的治疗经济学效果，使得糖尿病治疗的总费用降低。值得一提的是，在取得良好治疗

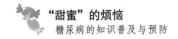

效果的同时,患者对二者联合应用的耐受性很好,不良反应(包括低血糖)发生率保持在较低的水平。同时,二者联合应用还有一些额外的益处,如血压轻微下降、生活质量提高等。但二者联合应用对体重的影响在不同研究中有不同的结果,还有待于进一步大规模、前瞻性的研究来证实。

胰岛素的作用及适应证

胰岛素能够使血液中的葡萄糖顺利进入各组织器官的细胞中,为人体提供能量。在进餐后,正常机体胰岛分泌胰岛素增多,而在空腹时分泌胰岛素会明显减少,因此正常机体血糖浓度虽然随进餐有所波动,但在胰岛素的调节下,这种波动仍能保持在正常范围内,处于平衡状态。但如果缺少了胰岛素这把"钥匙",或者是胰岛素受体这把"锁"生锈了,胰岛素这把"钥匙"就打不开胰岛素受体这把"锁",或者是打开的"锁"不够多,就会使血中的葡萄糖无法敲开组织细胞的"大门",无法进入细胞为其提供能量并转化为二氧化碳和水,一部分葡萄糖就只好待在门外,因此血糖会升高,从而引发糖尿病。

胰岛素的适应证

(1)1型糖尿病。

(2)2型糖尿病患者经饮食控制及口服降糖药治疗血糖未获得良好控制。

(3)合并重症感染、消耗性疾病、视网膜病变、肾病、神经病变、急性心肌梗死、脑血管意外、高热、妊娠、创伤以及手术的各型糖尿病。

（4）发生各种急性或严重并发症的糖尿病，如糖尿病酮症酸中毒、糖尿病非酮症高渗性昏迷和乳酸酸中毒伴高血糖时。酮症酸中毒的治疗原则是立即给予足够的胰岛素，纠正水、电解质紊乱等异常体液环境和去除诱因。糖尿病非酮症高渗性昏迷的治疗原则是纠正高血糖、高渗状态及酸中毒，适当补钾，但不应贸然使用大量胰岛素，以免血糖下降过快，细胞外液中水分向高渗的细胞内转移，导致或加重脑水肿。

（5）细胞内缺钾者，胰岛素与葡萄糖同用可促使钾内流。

注射用胰岛素的种类和使用方法

1. 普通胰岛素

规格：瓶装400 IU/10mL。

用法：

（1）皮下注射，一般每日三次，餐前30分钟注射，必要时睡前加注一次（小剂量，遵医嘱）。

（2）注射部位：三角肌、大腿外侧、腹壁（肚脐左、右、下三横指以外）。

（3）如血糖较高，需静脉滴注胰岛素时，应加强巡视，密切监测血糖变化。当血糖下降至13.9 mmol/L时，应及时通知医生，停止输入。

2. 生物合成人胰岛素（诺和灵R）

第一种规格：瓶装400 IU/10mL。

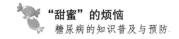
用法：

（1）皮下注射部位：首选腹壁，也可在大腿、臀部、三角肌。

（2）注射时将皮肤捏起，将针头扎入皮肤皱褶中，针头在皮下停留至少6秒钟。

（3）注射后30分钟内必须进食含有碳水化合物的正餐或加餐。

（4）针头拔出后如有渗血，用棉签轻压注射点。

贮存：①尚未使用的产品贮存于2℃～8℃的冰箱内。②使用中的产品：如静脉使用，有效期为24小时；如皮下注射，有效期为1周。

第二种规格：笔芯300 IU/3 mL装入胰岛素笔内使用。

用法：

（1）皮下注射：首选腹壁，也可在大腿、臀部、三角肌，于餐前30分钟注射。

（2）注射时将皮肤捏起会减少误做肌内注射的危险，注射后针头应在皮下停留至少6秒钟。

（3）在注射区域内轮换注射部位，防止脂肪萎缩。每次注射后都应卸下针头。

（4）可用于静脉注射，但应严格遵医嘱执行。

（5）不能用于胰岛素泵。

贮存：①尚未使用的产品应冷藏于2℃～8℃的冰箱内，不可冷冻。②使用中的产品：如静脉使用，有效期为24小时；如皮下注射，可置于30℃以下的室温中存放6周。

3. 超速效门冬胰岛素（诺和锐特充）

规格：一次性注射笔300 IU/3 mL。

用法:

（1）皮下注射：餐前15分钟注射，可在腹壁（起效更快）、大腿、三角肌、臀部注射。

（2）首次注射时要排尽空气，握住笔筒，针尖向上，用手指轻弹笔数下，使气泡都向上聚集到笔芯上端。

（3）注射时应将注射键完全按下，并注意只可按压注射键，不要误触其他装置。注射时对注射键用力，不可对笔用力，防止针尖向下损伤肌肉层。

（4）注射完毕停留至少6秒钟后拔出针头。

贮存：尚未使用的产品应冷藏于2℃～8℃的冰箱内，不可冷冻；使用中的产品可置于30℃以内的室温中存放4周。

4. 中效胰岛素：精蛋白生物合成人胰岛素（诺和灵N）

规格：瓶装400 IU/10 mL。

用法:

（1）皮下注射：首选大腿外侧，也可在臀肌、腹壁、三角肌，不可静脉给药。

（2）一般于睡前注射，同短效胰岛素合用多见。

贮存：尚未使用的产品应冷藏于2℃～8℃的冰箱内，使用中的产品可置于25℃以内的室温中，不超过6周。

5. 预混胰岛素

门冬胰岛素30注射液（诺和锐30）（双时相）

规格：一次性注射笔300 IU/3 mL。

用法:

（1）皮下注射：餐前15分钟注射，部位可选大腿、腹壁、

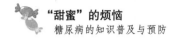
臀部、三角肌。

（2）摇匀注射，不可静脉给药，不可用于胰岛素泵。

（3）首次注射时要排尽空气，握住本品，针尖向上，用手指轻弹笔数下，使气泡都向上聚集到笔芯上端。

（4）注射时应将注射键完全按下，并注意只可按压注射键，不要误触其他装置。注射时对注射键用力，不可对笔用力，防止针尖向下损伤内脏及触及肌肉层。

贮存：尚未使用的产品应冷藏于2℃～8℃的冰箱内，使用中的产品可置于30℃以内的室温中4周。

精蛋白生物合成人胰岛素注射液（预混30R）

规格：笔芯300 IU/3 mL装入胰岛素笔内使用。

用法：

（1）皮下注射：首选大腿外侧和腹壁，也可在臀部、三角肌，绝不能用于静脉注射。

（2）餐前30分钟注射，一日两次。

（3）使用前要上下缓慢摇动至少10次，以混匀。如笔芯中余量少于12 IU（0.12 mL），应及时更换笔芯。

6. 长效胰岛素：甘精胰岛素

规格：一次性注射笔300 IU/3 mL。

用法：

（1）皮下注射：首选大腿外侧和腹壁，也可在臀部、三角肌，绝不能用于静脉注射。

（2）餐前30分钟注射，一日一次，最好每日选择在傍晚后。

（3）使用前要上下缓慢摇动至少10次，以混匀。如笔芯中余量少于12 IU（0.12 mL），应及时更换笔芯。

（4）注射完毕停留至少6秒钟后拔出针头。

贮存：尚未使用的产品应冷藏于2℃～8℃的冰箱内，不可冷冻；使用中的产品可置于30℃以下的室温，不超过6周。

7. 持续胰岛素泵

用法：

（1）根据胰岛素总量（通过计算）设置基础率和三餐前的剂量。

（2）三餐前的剂量严格按医嘱执行，每种仪器操作方法不一样（现有两种，一种是美敦力，一种是福尼亚）。

胰岛素的种类及选用原则

糖尿病是现代疾病中排名第二的杀手，其对人体的危害仅次于癌症，是一种由遗传基因决定的全身慢性代谢性疾病。诊断为糖尿病后不要病急乱投医，尤其是不能盲目服药。由于不同糖尿病患者的血糖、血脂、肝功等情况不同，日常饮食和生活习惯不同，空腹血糖和餐后血糖不同，治疗的方案也是不同的，所以应"同病异治"。

糖尿病的治疗，除少数患者为胰岛素依赖型，必须注射胰岛素进行治疗外，大多数患者只需在控制饮食的基础上，口服一些降糖药，就能够使病情得到有效控制。糖尿病需要终身治疗，为保证治疗效果并安全用药，应了解胰岛素的种类及选用原则。

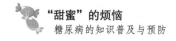
1. 胰岛素的种类

胰岛素制剂按照作用时间不同，可分为速效、短效、中效与长效胰岛素。

（1）速效胰岛素，严格来说，应为短效胰岛素类似物，如优泌乐、诺和锐等。研究表明，速效胰岛素在给药5～10分钟内即可发挥降糖作用，作用可持续3～5小时，故应在餐前5分钟左右注射。这样可使胰岛素吸收高峰与餐后血糖高峰达到同步，从而获得最佳疗效，并降低发生低血糖的风险。

（2）短效胰岛素，即普通胰岛素，如诺和灵R、常规优泌林等。研究表明，短效胰岛素一般在用药半小时后达到血药浓度高峰，作用持续3~6小时，故应在餐前半小时给药。这样可使餐后高血糖的危险度减至最小、低血糖反应发生率降至最低。

（3）中效胰岛素，如诺和灵N、中效优泌林等。研究表明，中效胰岛素在注射后2～4小时起效，作用持续10小时以上。临床一般采用白天三餐前注射短效胰岛素（或者口服降糖药），配合睡前注射中效胰岛素的治疗方案。之所以选择睡前注射，是因为这样既可有效地控制夜间直至次日的空腹血糖，又可减少夜间发生低血糖的风险，临床效果较好。对于全天基础胰岛素缺乏的患者，可在早餐前和睡前分别注射中效胰岛素，然后在白天三餐前注射短效胰岛素（或者口服降糖药）。

（4）长效胰岛素，严格来说，应为长效胰岛素类似物（即甘精胰岛素），如来得时、长秀霖等。长效胰岛素注射后，血药浓度平稳，作用时间可维持24小时，每日仅需注射一次，便可提供全天基础胰岛素的分泌量，因而可以固定在一天当中的任何时间注射，十分方便、灵活。通常还需在三餐前配合使用短效胰岛素（或口服降糖药物）。

2. 胰岛素的选用原则

（1）对于急性并发症或在应急情况下，宜用短效胰岛素。如糖尿病酮症酸中毒昏迷、乳酸酸中毒、急性感染、急性心脑血管疾病、大手术前后等，可于餐前30分钟皮下注射常规胰岛素，每日3～4次。也可以根据病情需要，如有严重酮症酸中毒昏迷、皮下吸收不良者，或有抗药性需要加大剂量时，使用短效类胰岛素静脉滴注。

（2）有严重慢性并发症的2型糖尿病患者，需要使用胰岛素治疗时，可先用短效胰岛素，待血糖稳定后，再改用中、长效类胰岛素或中、长效与短效胰岛素的混合制剂。

（3）对于1型糖尿病患者，若血糖波动较大时，除可用短、中效胰岛素混合制剂每日2次注射外，可以选加α-葡萄糖苷酶抑制剂、双胍类降糖药。但血糖波动过大而难以控制血糖者，可用短效类胰岛素，一日3～4次皮下注射。

总之，短效胰岛素不仅可皮下注射，也可静脉滴注，适用于有严重并发症而急需控制血糖者及初治阶段需摸索适当剂量者；中效胰岛素作用较强而持久，灵活性较大，可加短效胰岛素以提高其疗效，也可加长效胰岛素而延长其药效时间，对血糖波动大而不易控制的糖尿病患者较为合适；长效胰岛素作用持久，使用方便，但药效缓慢，不能应急使用。因此不同类型的胰岛素应根据病情需要，灵活选择。

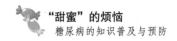
胰岛素的使用误区

误区一："打了胰岛素会成瘾"，因此拒绝胰岛素。

不少糖尿病患者对胰岛素存在诸多偏见，甚至认为胰岛素注射后会成瘾，因而拒绝胰岛素，不仅丧失了治疗机会，还引发严重的并发症。许多患者认为，2型糖尿病不应该注射胰岛素。其实这种认识是不正确的，除1型糖尿病患者外，2型糖尿病患者在下列情况中需要应用胰岛素：

（1）经足量口服降糖药治疗后，血糖仍未满意控制者；

（2）合并急性并发症；

（3）合并严重的慢性并发症；

（4）合并有严重的疾病；

（5）感染；

（6）手术和应激；

（7）妊娠等。

误区二：使用胰岛素使得病情更严重。

糖尿病是一种终身性疾病，如果血糖长期得不到控制，不仅会增加患心血管疾病的风险，也会增加患某些癌症的风险。通过单独或者联合使用胰岛素的方法，血糖可以得到良好的控制，进而降低上述患病风险，也不会使糖尿病本身更严重。

误区三：注射胰岛素使发生低血糖的概率增多。

任何降糖药物过量均有可能导致低血糖的发生。如果有些患者容易发生低血糖，可以应用长效胰岛素，因为长效胰岛素相对于其他胰岛素来说，患者发生低血糖的概率更低，比较安全。另外，患者也可以学习预防低血糖的方法，这样可以积极应对可能出现的严重反应。

误区四：胰岛素导致并发症。

事实上，并发症和胰岛素之间并没有因果关系。患2型糖尿病的时间越长，发生并发症的可能性越大，也越需要使用胰岛素。相对于不使用胰岛素的患者来说，使用胰岛素的患者发生并发症的可能性反而要小一些。

误区五：注射胰岛素很可怕，也很疼。

目前注射胰岛素用的专用针头都有光滑的外涂层，而且针头非常细，因此注射时几乎不会感觉到疼痛。另外，胰岛素的常用注射部位（如腹部）神经末梢非常少，这进一步减少了疼痛的可能性。在最开始注射时，可能会感觉有些可怕，但当注射胰岛素成为日常生活的一部分时，就不会再有这样的感觉了。

误区六：一旦使用胰岛素就不能再用其他口服降糖药。

临床上经常有2型糖尿病患者经饮食控制及最大量口服降糖药治疗仍不能控制血糖或处于感染、急性心脑血管意外等状态，而需要使用胰岛素治疗。经过一段时间的胰岛素注射治疗，调节内环境之后，其不但糖尿病得到控制，而且没有出现胰岛素依赖，还可以逐渐将胰岛素减量直至撤掉，再改口服降糖药，并获得良好的血糖控制效果。

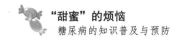
使用胰岛素的不良反应

1. 全身反应

（1）低血糖反应：最常见。多见于重型糖尿病患者，特别是消瘦者。一般由于体力活动、运动太多，偶尔饮食太少、减量或服用药物失时、剂量过大引起。症状有饥饿感、头晕、软弱、出汗、心悸，甚至出现神经系统症状，如定向失常、烦躁不安、语无伦次、哭笑无常，有时可能更严重，出现昏厥、抽搐，状似癫痫，昏迷不醒，严重时可致死亡。

（2）过敏反应：少数病人有过敏反应，如荨麻疹、血管神经性水肿、紫癜，极个别有过敏性休克。

（3）胰岛素水肿：因糖尿病未控制前常有失水、失钠，细胞中葡萄糖减少，控制后4～6日可发生水钠潴留而导致的水肿。

（4）屈光失常：胰岛素治疗过程中，有时患者感视物模糊。这是由于治疗时血糖迅速下降，影响晶状体及玻璃体内渗透压，使晶状体内水分逸出而屈光率下降，发生远视而引起的。

2. 局部反应

（1）注射局部皮肤红肿、发热及皮下有小结发生，多见于中效胰岛素或鱼精蛋白锌胰岛素初治期数周内。

（2）皮下脂肪萎缩或增生。脂肪萎缩成凹陷性皮脂缺失，多见于女性青年及小儿大腿、腹壁等注射部位；皮下组织增生成硬块，多见于男性臀部等注射部位，有时麻木刺痛，可影响吸收，需更换注射部位，保证治疗效果。

胰岛素泵的适应证与禁忌证

1. 适应证

（1）脆性糖尿病（包括1型糖尿病和胰岛功能严重受损的晚期2型糖尿病）患者，其血糖波动较大，低血糖和高血糖频繁交替出现，病情很不稳定，无论采用哪种常规治疗方案，血糖控制都难以达标。对于这部分患者，可以采用胰岛素泵治疗。因为胰岛素泵可以根据生理需要精确地向体内输注胰岛素，而这是常规胰岛素给药方式无法做到的，因此，胰岛素泵对这类患者有良好的治疗效果。

（2）工作、生活、就餐没有规律的糖尿病患者（如经常倒班或出差的人），由于其生活没有规律，很难按要求定时注射胰岛素，血糖往往控制不好。通过使用胰岛素泵，既可使血糖控制良好，又能够增加患者的生活自由度。

（3）追求高质量生活，希望糖尿病得到良好控制从而防止并发症发生，但又不愿意严格控制饮食者。

（4）备孕的糖尿病妇女或妊娠糖尿病患者也适合使用胰岛素泵进行治疗。其可以使血糖得到更好的控制，减少血糖波动及降低低血糖的发生率，以确保母子健康。

（5）手术期前后、严重创伤或感染、持续高血糖者可短期内使用胰岛素泵。

（6）合并糖尿病急性并发症如酮症酸中毒、高渗性昏迷等，也是胰岛素泵治疗的适应证。

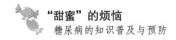

（7）频繁发生低血糖但又无感知者，尤其是经常发生夜间低血糖及凌晨高血糖者。

（8）1型糖尿病或初发的2型糖尿病，可以用胰岛素泵进行短期强化治疗。这种方法可以保护甚至逆转胰岛功能，让患者在数年内不用药物，仅靠饮食治疗便可使血糖维持正常。

2. 禁忌证

《中国胰岛素泵治疗指南（2014版）》指出：不需要长期胰岛素治疗者、对皮下输液管过敏者、不愿长期皮下埋置输液管或不愿长期佩戴泵者、患者及其家属无法正确掌握使用方法者、有严重的心理障碍或精神异常者、无监护人的年幼患者或生活无法自理的年长患者均不宜长期使用胰岛素泵治疗。是否具备正确使用胰岛素泵的能力是需要重点评估的指标。

《中国胰岛素泵治疗指南（2014版）》还规定了短期胰岛素泵治疗的禁忌证，包括酮症酸中毒、高渗性非酮症性昏迷、伴有严重循环障碍的高血糖等。这主要是因为上述疾病常合并严重的周围循环障碍，皮下注射胰岛素的吸收效果较差，不能很快降低血糖。而静脉输注胰岛素具有降糖效果好、剂量调整方便、能同时补液等优点，故上述疾病应首选静脉输注胰岛素治疗。

胰岛素治疗的不良反应及处理对策

1. 低血糖

容易发生低血糖的患者一般多存在糖尿病病程长、年龄大、肝肾功能减退、有严重微血管和大血管并发症等情况，低血糖并不仅仅发生在使用胰岛素的患者身上。血糖值由摄入的食物种类和分量、运动的类型和时间以及注射胰岛素的剂量等多方面因素决定。可能引起低血糖的原因有很多，如进食量少、漏餐、运动过度、药量过大等。

应对：胰岛素用量应从小剂量开始，密切监测血糖，逐渐调整用量，以找到既能控制血糖，又不至于出现低血糖的合适剂量。同时，患者一定要随身携带糖果、甜点等食品，以便在发生低血糖时能及时进行自我救治。

2. 体重增加

开始胰岛素治疗后，糖代谢紊乱得到有效控制，随尿液丢失的葡萄糖就会减少，如果没有控制饮食，过多的葡萄糖将会转变成糖原或脂肪储存在体内，引起体重增加。通常，患者在开始注射胰岛素后体重都会有所增加，但增加的程度因人而异，有些患者体重变化不大，还有些患者是因为害怕发生低血糖而故意多进食，导致体重增加。

应对：胰岛素对体重的影响，关键不在增加还是减少，而在于控制血糖得当，患者可通过学习交流，监测体重，调整药物、饮食和运动，使体重尽可能保持在合理范围内。此外，联合使用二甲双胍可以帮助避免胰岛素治疗导致的体重增加。

3. 过敏

胰岛素过敏以前多见于使用动物胰岛素的患者，随着高纯度人胰岛素和胰岛素类似物的普及，胰岛素过敏的情况目前已经很少见了。

应对：局部过敏反应一般可自行缓解，也可使用抗组胺药物，

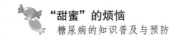

如效果不佳，可换用不同种类制剂或不同公司生产的胰岛素。

4. 水肿

高血糖未控制前，机体常存在失水、失钠的情况，细胞中葡萄糖减少，而得到控制后可因发生水钠潴留而出现水肿，这被称为胰岛素水肿，多见于首次使用胰岛素且剂量偏大的患者。

应对：一般无须特殊处理可逐渐消退。

5. 视物模糊

胰岛素治疗后如血糖迅速下降，可导致眼睛晶状体内水分逸出而引起屈光率下降，发生远视，患者会感觉视物模糊，多见于胰岛素使用初期或血糖波动大的低龄患者。

应对：这于属暂时性变化，一般随血糖浓度恢复正常而迅速消失。

6. 脂肪萎缩

注射部位因皮下脂肪萎缩而出现皮肤压陷或凹陷，多见于使用未纯化动物胰岛素的患者。

应对：进行注射部位轮换，并使用高纯度的人胰岛素；使用人胰岛素也发生脂肪萎缩的患者，可换用胰岛素类似物。

7. 脂肪增生

脂肪增生是局部高浓度胰岛素对皮下脂肪组织长期刺激的结果，表现为皮下可触及硬块，多见于每天多次在相同部位注射胰岛素的患者，且大多位于腹部。

应对：避免脂肪增生的方法包括使用高纯度胰岛素、进行正确的注射部位轮换和避免重复使用针头。抽脂可有效移除注射部位的脂肪增生。

胰岛素补充治疗和代替治疗

补充治疗是在口服降糖药的基础上,联合应用胰岛素的治疗方法,也就是我们前面已经提到过的联合治疗。治疗的方案有以下两种。

1. 口服降糖药 + 睡前注射中效胰岛素

该治疗方案中中效胰岛素作用的高峰期是注射后6～10小时,睡觉注射可有效对抗黎明现象(黎明时分出现的高血糖),保证夜间血糖得到较好的控制。此外,还可以加强白天口服降糖药的作用,从而保证全天血糖的控制。中效胰岛素的起始剂量是每千克体重每天0.2 IU,可根据血糖的水平,每3～4天调整睡前胰岛素的用量,每次调整幅度为2～4 IU。

2. 每天注射两次中效胰岛素:代替治疗

该治疗方案采用外源性胰岛素补充体内缺乏的胰岛素。在患者自身胰岛素分泌相对或绝对不足、需要较多的外源性胰岛素时,就应停止服用胰岛素促泌剂,采用代替治疗。

代替治疗:也就是单独使用胰岛素控制代谢紊乱,常用早、晚餐前注射预混胰岛素的方式。如果使用中效胰岛素每日剂量超过30～40 IU,宜将胰岛素剂量分成一天两次注射。

方案:常用的预混胰岛素主要有含30%短效胰岛素的30R和含50%短效胰岛素的50R。30R制剂多用于空腹和餐后血糖值都高的患者。50R制剂多用于餐后血糖值增高为主的患者。注射时,2/3的剂量用于早餐前,1/3剂量用于晚餐前。此方案最大的优点

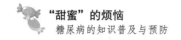
是注射次数少。但剂量调整上相对困难，可能出现失误，导致血糖异常，可采用加餐或服用α-葡萄糖苷酶抑制剂、二甲双胍等口服药物解决。

糖尿病患者如何进行常规复查

需1周就诊1次的糖尿病患者包括：新确诊糖尿病患者和伴有血压、血脂、血黏稠度、尿酸等异常或有心脑血管疾病的患者，血糖波动幅度较大者等。需1～2周就诊1次的糖尿病患者包括：情况相对良好，但医生尚需了解血压、血脂、肝肾功能等的患者。需2～4周就诊1次的糖尿病患者包括：血糖、血压等指标稳定，但行动不便或临时出差者。需1～3个月就诊1次的糖尿病患者包括：季节更替时出现相应症状者，如秋季出现口干、皮肤干燥、干咳、腹泻等的患者。另外，还有部分糖尿病患者往往需要3个月左右复查糖化血红蛋白、肝功能、血脂、尿微量白蛋白等指标。

1. 眼底检查

糖尿病患者一旦有眼部自觉症状，往往已经错过了最佳的治疗时间，所以建议应每半年至一年检查一次眼底。糖尿病主要损害视网膜的微小血管，早期表现为毛细血管内皮细胞受损，眼底检查可以看出微血管的变化，从而提前了解自身情况。

2. 肾功能检查

首先检查尿常规，尿常规化验显示蛋白阴性者，还应检查尿微量白蛋白，如24小时尿微量白蛋白或随机尿的尿白蛋白与肌酐的比值。有时还需检查肌酐清除率和血清生化指标(包括尿素氮、肌酐、电解质等)。一般每2~3个月测定一次。此外,患者还应注意自己是否有水肿、尿量减少等相关情况。

3. 糖尿病足

患者需每天检查双足一次,观察有无皮肤温度、颜色、感觉变化,有无破损和感染等情况。若发现异常,应及时去医院就诊。

4. 大血管病变

患者平时应注意有无胸闷、胸痛、心慌、一侧肢体无力、说话不流利、走路后下肢疼痛加重等异常。若发现异常,应及时去医院检查。可根据具体病情做心电图、活动平板试验、心脏超声、血管B超、心肌同位素显像、冠状动脉造影等检查,以进一步明确病情。

糖尿病患者日常饮食

1. 清淡饮食

"清"是指低脂少油,"淡"是指不甜不咸。具体地说,是不吃甜,少吃盐,不吃油煎、油炸及猪皮、鸡皮、鸭皮等含油脂高的食物。这对控制体重、血糖、血压、血脂和血黏稠度十分有益。

2. 少量多餐

对糖尿病患者来说,少量多餐是一种很好的饮食习惯,因为其可稳定血糖水平,避免血糖波动。具体来说,应遵循"一天不

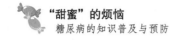

少于3餐，一餐主食不多于100克"的进食方法。每天进食主食需超过400克者，可多吃几餐，不要某一餐吃得太多。

3. 戒烟、限酒

酒中所含的酒精不含其他营养素，只供热能，每克酒精产热约7千卡，长期饮用不仅对肝脏不利，而且易引起血清甘油三酯的升高。少数患者空腹饮酒后可引起低血糖反应，所以为了健康应以不饮酒为佳。

4. 控制能量摄入总量

糖尿病患者的饮食控制绝不仅仅是主食控制，还包括对副食，特别是肉类、脂肪类等含热量较高的食品的综合控制。应使每天摄取的能量保持在适宜的水平，以控制血糖和体重。

5. 合理安排膳食中的各种营养成分

对于糖尿病患者来说，碳水化合物、脂肪和蛋白质都是必要的营养成分，必须合理分配，避免过食或偏食。患者应在医生和营养师的指导下，按个人的具体情况制订饮食计划。在平时的饮食中，应以碳水化合物类（如米、面、地瓜、土豆、山药等）作为主食，多吃蔬菜、瓜果，根据需要适量进食奶及奶制品、肉类、禽蛋类及坚果类，少吃糖和油脂。

6. 食物的品种应多样化

宜多食高膳食纤维的食物，如荞麦、燕麦、豆类和蔬菜等。这类饮食使餐后血糖不至于太高，而且还有降低体重和通便的作用。

糖尿病患者饮食治疗的依据及基本原则

1. 饮食治疗的依据

糖尿病患者的饮食治疗是治疗糖尿病的基础：糖尿病饮食疗法对任何类型的糖尿病都是行之有效的、最基本的治疗措施。对中、重型糖尿病患者，通过膳食的控制和调节，可以预防病情加重，减少用药，促进病情稳定，减少或预防并发症的发生。饮食疗法可以纠正代谢紊乱，使血糖、血脂接近或达到正常值并消除症状，防止或延缓血管或神经系统并发症的发生与发展。因此，我们应大力推广糖尿病饮食疗法。

糖尿病饮食疗法可以保证患者体内各种热能营养物质的基本需求与均衡，同时能够在一定程度上纠正能量、水、电解质的紊乱；保护胰岛B细胞功能、提高胰岛素靶细胞的敏感性、降低患者餐后血糖浓度、预防和治疗各种热能物质代谢紊乱与糖尿病并发症；达到和维持成人理想体重、促进儿童生长发育、保障人体完成各种基本的生命活动，如工作、学习、运动等，从而达到以下目标：

（1）减轻胰岛负担。使血糖、血脂达到或接近正常值，并防止或延缓心血管并发症等的发生与发展。

（2）维持健康。使成人能从事各种正常的活动，儿童能正常地生长发育。

（3）维持正常的体重。肥胖者减少能量摄入，可以改善受体对胰岛素的敏感性；消瘦者可使体重增加，以增强对传染性疾

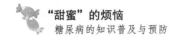

病的抵抗力。

（4）患者乐意接受。能长期坚持而不感到痛苦。

2. 饮食治疗的基本原则

饮食治疗即根据每个患者的具体病情、工作环境、生活条件和营养需要，制订一个合理而又切实可行的饮食方案。这个方案应使患者获得较为全面的营养，满足全天基本能量需求而又不增加胰岛B细胞的负担。因此，糖尿病患者的饮食方案的制订应遵循以下几条原则：

（1）食物品种多样化，要做到荤菜素菜兼顾、粗粮细粮搭配，除了不宜吃含糖较高的副食品及零食外，其他各类食品皆无禁忌，切勿养成偏食、挑食的习惯。有些患者患了糖尿病之后，仅吃蔬菜、豆类，连米、面、荤菜类都不敢沾口，这种做法是错误的，长此以往必然会引起营养缺乏而损害健康。

（2）饮食控制应做到"三定"，即定量、定时、定餐次。在确诊糖尿病后，患者可首先请营养师指导自己，制订一个符合病情需要的饮食治疗方案，按其规定量每日准时进餐。我国饮食习惯一般为每日三餐，必要时也可根据病情酌情增加进餐次数，如每日4～5餐。切忌进餐时间早迟不定、进餐次数时多时少或随意增减进餐量，因为这样会引起血糖大幅度波动，给调整用药剂量带来极大困难，影响治疗效果。

（3）食盐量不宜太高，避免高脂饮食。

（4）饮食方案能够使患者体重接近或达到正常标准体重，维持健康状态，能从事正常工作与生活，能保证儿童正常的生长与发育。

（5）通过饮食治疗，患者血糖下降，血脂接近或达到正常值，病情长期稳定。

（6）饮食治疗方案符合实际情况，患者乐意接受，并能长期坚持而不感到痛苦。

糖尿病患者的运动治疗

糖尿病的治疗除了合适的用药方案和规律的饮食控制外，适当的运动也必不可少的治疗项目。长期保持体育锻炼可增强体质，改善心血管功能，提高机体免疫能力，减少并发症的发生。肥胖患者通过运动可减轻体重，使活动的肌肉等靶组织对胰岛素敏感性增强，胰岛素受体数目上升，让降糖药或胰岛素的用量降低。运动可加速脂肪分解，减少脂肪堆积，提高机体对游离脂肪酸和胆固醇等的利用率，以补偿葡萄糖供能不足；降低血清甘油三酯、低密度脂蛋白和极低密度脂蛋白水平，有利于动脉硬化、高血压、冠心病的预防；增强心肺功能，促进全身代谢，对糖尿病并发症起到一定的预防作用；防止骨质疏松。另外，运动还可以陶冶情操，改善神经功能状态，放松紧张情绪，提高生活质量。

1. 糖尿病患者的运动要量力而行

糖尿病患者的运动一定要量力而行，盲目运动不仅起不到保健的功效，反而会诱导并发症的发生。运动前一定要征得医生的许可，特别是那些平时不常运动的患者。与医生商讨的内容包括：进行哪些运动，最佳运动时间，运动对某些药物疗效可能产

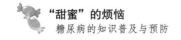
生的影响。为了达到最理想的健身效果，建议每周进行中等强度运动2.5小时，比如快走、游泳或骑自行车等。但是在进行这些运动之前，一定要询问医生这些运动是否适合自己。

如果患者正在使用胰岛素或其他降糖药，应该在运动前半小时测血糖，并在做准备活动时再测一遍，以判断是否适宜运动。患者在运动中应遵循以下原则：

（1）血糖低于5.6 mmol/L（100 mg/dL）时不宜进行运动，建议运动前适当吃点含糖零食，比如水果、饼干等。

（2）血糖为5.6～13.9 mmol/L（100～250 mg/dL）最适合运动，比较安全。

（3）血糖为13.9～16.7 mmol/L（250～300 mg/dL）时，因为250 mg/dL是"警戒"血糖水平，为安全起见，最好检测尿酮体水平。酮体水平过高意味着体内胰岛素不足，此时强行运动会导致酮症酸中毒。建议等酮体下降后再进行锻炼。

（4）血糖大于等于16.7 mmol/L（300 mg/dL）时不宜进行运动，需要马上找医生进一步调整治疗方案。

（5）需要进行长时间运动时（特别是开始一项全新的运动或增加运动强度和时间），应每隔30分钟检测一次血糖。

（6）出现两种情况，应立即停止运动：①血糖小于等于3.9 mmol/L（70 mg/dL）；②感觉身体摇晃、神经紧张或恍惚。此时应该补充饮食，提高血糖。可选择葡萄糖药片、果汁、甜汽水或硬糖果等。15分钟后测血糖，如果血糖仍很低，继续补糖，15分钟后再测血糖。待血糖至少回升至3.9 mmol/L，才可继续运动。

（7）运动结束后，应立即测血糖，之后几小时还应再测几次。运动中越是用力，影响血糖的时间就越长，所以运动后数小时仍可能出现低血糖，此时应适当吃点甜食。

2. 糖尿病患者运动要有技巧性

糖尿病患者如何参加健身运动呢？这要根据患者具体的健康状况而定。总体而言，糖尿病患者的健身训练安排应以上肢为主，给予适当的运动负荷强度，以达到有效促进气血循环的效果。

"强度适宜、方法得当、安排合理"的健身运动有益健康。然而，有些人运动适时定量、方法得当，但始终未获得健身之益，反而被一些疾病缠身。因此为达到一定的运动效果，糖尿病患者的运动应坚持以下原则：

（1）选择适合自己的运动方式。糖尿病可引起眼睛、神经系统等的病变，这些病变的类型和程度决定了患者应当采取的运动方式。例如，如果足部失去了知觉，那么游泳比散步更合适；如果视力不好，或者经常发生低血糖现象，那么室内运动或者找一个朋友陪伴将是明智的选择。

（2）开始运动前进行一次彻底的身体检查，包括：血压、肾功能、眼睛（眼底照相等相关检查）、足部（末梢血运以及末端感觉等）、血脂、血糖、糖化血红蛋白、心血管和神经系统等。

（3）选择安全的非竞赛性的有氧运动项目，如步行、跑步、骑自行车、游泳、做家务、打太极拳、打网球、跳舞、爬山等，定时定量、循序渐进地进行，不宜一开始便进行剧烈的运动。

（4）在开始锻炼前要进行身体的预热，并进行一些伸展运动。热身可以选择一些低强度的运动，如步行，使心脏和肌肉进入"工作状态"，之后就可以进行柔和的伸展运动，以使关节和肌肉变得有弹性。

（5）在运动结束的时候，减缓运动强度，直到你的呼吸变得正常，然后再进行一组拉伸运动，使肌肉更容易伸展。

（6）摄取足量的水。出汗意味着体液的丢失，摄取足够的水来补充因出汗而丢失的体液是非常重要的。白开水通常是最好的选择。如果锻炼的时间比较长，可以选择一些含有糖类的饮料，以补充热量。

（7）能否进行负重锻炼取决于患者的心肺功能。几乎所有的糖尿病患者都能进行低强度的负重训练，可以通过较轻的哑铃负重训练来增强上肢力量（但是一般不建议有心功能改变患者使用哑铃锻炼）。

（8）在锻炼的时候穿上适合运动的鞋。打篮球的时候穿上篮球鞋，散步的时候穿上散步专用鞋，跑步的时候穿上跑步专用鞋等。鞋穿旧了，要及时更换。

（9）如果在使用胰岛素或者口服降糖药，在锻炼当中或锻炼后可能出现低血糖。有时低血糖也可能发生在锻炼完12小时之后。

（10）穿上适合当时天气和运动量的衣服。在温暖的天气里，应穿上相对轻薄的衣服。衣物过厚导致出汗过多，丢失的多是水分，会让身体过热，对于减肥没有任何帮助。在夏天运动时，穿轻薄而且颜色较淡的衣服，在外一定要擦防晒霜，戴上帽子。在冬天，要穿多层衣服，其中，外衣必须透气性良好，贴身的衣服最好是做工和质地比较好的，如聚丙烯、丝绸或轻薄的羊毛料子，这些料子可以帮助汗液挥发，并且能够防止皮肤发炎。此外，还应合理使用护具，如果骑脚踏车，应戴上头盔；如果玩壁球，应戴好眼罩。避免在恶劣的天气里进行锻炼，同时也不要在空气不好的环境中进行锻炼。

（11）在锻炼中进行血糖检测。这一点在开始进行一种新的运动的时候非常重要，有助于把握这种运动方式对血糖的影响。如果锻炼时间超过1小时，需要再次进行血糖检测。一般来说，应当每隔30分钟进行一次检测，如果发现血糖过低，就必须马上停止锻炼，进行加餐。

3. 运动后的注意事项

（1）忌蹲坐休息：运动后若立即蹲坐下来休息，会阻碍下肢血液回流，影响血液循环，加重身体疲劳。因此，每次运动结束后应调整呼吸节奏，步行甩臂，并做一些放松的调整活动，促使四肢血液流回心脏，加快体能恢复。

（2）忌贪吃冷饮：运动往往使人大汗淋漓，随着大量水分的消耗，运动后人们总会有口干舌燥、急需喝水的感觉，但此时人体消化系统仍处于抑制状态，所以不能立即吃冷饮。

（3）忌省略整理活动：实践表明，放松性的整理活动如适当的放松徒手操、步行、放松按摩、呼吸节律放松操等，不仅能使运动者兴奋的大脑皮层、心跳及呼吸频率等恢复到运动前的状态，还有助于减轻肌肉的疲劳感，减轻酸胀不适，并可避免运动后头晕、乏力、恶心、呕吐、眼花等不良反应的出现。

（4）忌立即吃饭：运动时，特别是剧烈运动时，运动神经中枢处于高度兴奋状态。在它的影响下，管理内脏器官活动的副交感神经系统加强了对消化系统活动的抑制。同时，在运动时，全身血液也进行了重新分配，比较集中地供应运动器官的需要，而对腹腔内各器官的供应相对减少。上述因素使得胃肠道的蠕动减弱，各种消化腺分泌大大减少，需在运动结束20～30分钟后才能恢复。如果急着吃饭，就会增加消化系统的负担，引起消化功能紊乱。

（5）忌骤降体温：运动时机体表面血管扩张，体温升高，毛孔舒张，排汗增多。倘若运动后立即走进冷气房间，或在风口纳凉小憩，或图凉快用冷水冲头，均会使皮肤紧缩闭汗而引起体温调节等生理功能失调，免疫功能下降，引起腹泻、哮喘等病症。

（6）糖尿病患者尽可能在饭后1～2小时进行运动。早餐后是最佳的运动时间，因为这时是一天中血糖最高的时候，选择这一时间运动往往不必加餐。

运动产生的积极作用，包括胰岛素受体数目和亲和力的增加、极低密度脂蛋白含量的下降、高密度脂蛋白含量的增高、大血管并发症危险性的降低等，上述益处在运动1～2周后即可表现出来，但若不坚持运动，停止运动1～2天后这些积极作用就会消失。

4. 运动原则

在运动方面，糖尿病患者有一系列原则，为了便于记忆，可归纳为"一三五七法"。具体是，糖尿病患者运动要持之以恒，最好每天都运动。1次运动不少于30分钟（对于从来没参加过运动的患者，可从每天5～10分钟、每周2～3次开始，逐渐增加）；每周运动应不少于5次；运动强度应该以浑身发热、出汗但不大汗为宜，心率应控制在"170—年龄"以内。这样的运动是有效且安全的。

◼ 糖尿病患者的自我学习

对于糖尿病患者来说，长时间的药物治疗、胰岛素注射，让患者苦不堪言，频繁的血糖检测、严格的饮食禁忌大大降低了患者的生活质量，并且患者需要一生与糖尿病进行抗争。因此，糖尿病患者的自我学习、教育和护理是极为必要的。

1. 正确地认识糖尿病

正确地认识糖尿病是治疗糖尿病的一种基本形式，也是治疗糖尿病的基础。只有更多地了解糖尿病的起因、预防、药物治疗等方面的知识，才会有利于糖尿病的治疗，延缓其并发症的发生和发展，更有效地治疗糖尿病。

2. 管住嘴，不吃含蔗糖、葡萄糖的食品

主食方面建议经常吃一些粗粮，如荞麦、豆类、糙米等；副食则可以蔬菜、水果为主，如苦瓜、大白菜、西红柿、黄瓜、苹果等。如果有条件，可变三餐为4或5餐，这样可降低餐后血糖高峰，有利于血糖平稳。每天进食总量也不能太少，因为缺少食物可引起肠道蠕动减少，从而引发便秘。

3. 坚持运动

每天晚饭半小时后到户外快走或慢跑50分钟，既可吸

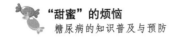
收氧气，又能消耗一定的热量。长期坚持，对稳定血糖大有裨益。

糖尿病患者的自我教育

1. 健康教育和定期检查

依据《中国居民营养与慢性病状况报告（2015年）》，我国糖尿病患者的知晓率和治疗率仅为30％左右，很多患者对糖尿病的危险因素认识不足。因此，要加强对患者的教育，强调定期检查，不仅要注重空腹和餐后血糖指标，也要监测糖化血红蛋白、血压、血脂等其他指标，如定期检查心电图，定期检查眼底，定期查尿微量白蛋白等。患者应听从医生指导，配合药物治疗，定期到医院复诊，坚持服药，并根据病程进展及时调整治疗方案。

2. 调整心态

很多糖尿病患者不愿接受或不能正视自己的病情，采取"鸵鸟"策略，从而延误了最佳治疗时间。因此，患者在进行治疗的同时，也要注意调整自己的心态。精神上力求做到开朗、豁达、乐观、劳逸结合，避免过度紧张和劳累。

3. 饮食调摄

饮食调摄遵循本书第四章糖尿病患者饮食治疗的依据及饮食原则。

4. 在医生指导下进行运动

运动以"不疲劳"为度，可根据病情选择散步、健身操、太极拳、游泳、交谊舞等。尤其是太极拳和散步，具有轻松、自然、舒展和柔和的特点,最适合糖尿病患者。如果散步,最好保证每天散步半小时到45分钟。对于已经发生心脑血管并发症的患者,则要注意适量、适度运动,不要选择过于激烈的运动项目。

5. 坚持药物治疗

预防糖尿病并发症需要改善生活方式和服药双管齐下,要"早控制",积极控制血糖,实现血糖达标。此外,高血压患者要服药控制血压,高血脂患者要服药控制血脂。为了预防冠心病,有时还需要加用其他药物,如阿司匹林。阿司匹林可以作为常规药物服用,能够有效降低血液黏稠度。

6. 对症预防

当糖尿病患者出现长期低热、咳嗽、咳痰,甚至痰中带血、身体消瘦、食欲不振、疲乏无力、盗汗等症状时,要注意到医院就诊检查,以排除肺结核的可能性。糖尿病患者还应定期进行胸部X线检查,有症状时还需做痰液检查,以便早期诊断和积极治疗。

糖尿病患者要格外注意脚部护理,每日用温水和中性肥皂洗脚。注意洗净趾缝,修剪趾甲时,把趾甲剪短,但不要过短,轻轻磨平边缘;冬季要注意脚的保温和防裂;穿合脚且清洁柔软的鞋和袜子,鞋袜透气性要好;洗脚时水温不要过高,以免烫伤。

▌糖尿病患者的自我护理

1. 加强对自身疾病的认识

高血糖的症状因人而异,就算在同一个人,其血糖水平也是随时间变化的。高血糖一般会出现以下症状：①平时感觉更易饥饿和口渴；②小便次数增多，一天可达10～20次，夜尿次数也增多；③在食欲良好、体力活动未增加的情况下出现体重下降；④精神欠佳、感觉疲倦或想睡觉；⑤视物模糊。如果出现上述任何一种症状，应立即进行血糖测定。患者一旦确诊为糖尿病，应接受有关糖尿病的知识教育，了解糖尿病的发生发展过程。糖尿病患者可出现以下代谢紊乱情况：第一是糖代谢紊乱。由于血中胰岛素绝对或相对不足，肝糖原合成减少、分解增多，糖异生增多以及肌肉和脂肪等组织对葡萄糖的利用减少，因此血液中葡萄糖浓度增高。第二是脂肪代谢紊乱。患者的血脂，尤其是血中的甘油三酯水平升高。第三是蛋白质代谢紊乱。病人蛋白质合成发生障碍，分解旺盛，出现负氮平衡，体重、体力下降。第四是水、电解质和酸碱代谢紊乱。糖尿病病情急剧变化时，患者可以表现出明显的脱水、电解质失衡，以及不同程度的酸中毒。

2. 保持良好的心态

糖尿病是一种终身的、以控制为主的疾病，其本身并不可怕，也并非不治之症。糖尿病患者只要在思想上保持积极向上，平时控制好血糖，就可以享受与正常人同样的寿命，可以与正常人一样工作、学习和生活。有些人发现自己患了糖尿病后，情绪低落，精神负担过重，过度紧张以至于失眠，导致神经—内分泌的应激调控系统被激活，发生调节紊乱，引起胰岛素抵抗，造成血糖进一步升高。因此，糖尿病患者必须正确对待自身病情，保持良好的心态，克服急躁、消极、怕麻烦的思想，积极进行饮食治疗、药物治疗、运动治疗及血糖监测，有效控制糖尿病引起的代谢紊乱，将血糖、尿糖、血脂控制在正常或接近正常的范围，从而避免并发症的发生。

3. 科学正确地控制饮食

控制饮食是治疗糖尿病最基本的措施，无论采取哪种治疗方法都必须控制饮食。糖尿病患者大多数都知道要控制饮食，但部分患者盲目地控制饮食，从而导致营养缺乏、酮症酸中毒、感染的发生。因此，在饮食治疗的指导工作中，医生首先要让患者了解正常的平衡饮食要求，从而增强患者控制饮食的信心。告知患者饮食治疗的目的、要求、原则、计算方法和注意事项。

4. 加强体育运动

运动有助于骨骼肌对葡萄糖的利用，增强胰岛素受体敏感性，使胰岛素的降糖作用增加，从而使降糖药物或胰岛素的用量减少，降低血糖，减轻体重，降低血压，改善血液的高凝状态，减少血栓形成，改善心、肺功能，预防骨质疏松症，放松紧张情绪。

5. 注意加强个人保健

糖尿病患者要注意口腔黏膜卫生，勤洗脸，勤洗澡，加强皮肤及肢端的护理，预防毛囊炎及化脓性疾病的发生。糖尿病病史在5年以上者，要注意血管和神经病变情况；注意足部卫生，洗脚后要擦干，检查有无外伤和破损；不要用刀削足部的鸡眼和茧子，以免造成皮肤的损伤；经常按摩足部；冬季要注意保暖，避免发生冻伤；选择合适的袜子和鞋子，预防糖尿病足的发生。

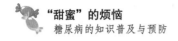
6. 学会自我监测

糖尿病患者必须在医生的指导下，学会对血糖水平、病情变化、治疗效果及有无并发症等进行自我监测。有条件的患者可以用血糖仪进行空腹、餐前、餐后2小时和睡前的血糖检测，一般情况下也可以检查尿糖来估计血糖的变化。由于肾脏功能因人而异，所以监测尿糖不能有效地反映真实的血糖水平，并且尿糖只能反应血糖过高，无法显示血糖过低。

7. 预防低血糖

低血糖是一种应激反应，多在餐前发生，可导致冠状动脉痉挛，轻者可诱发冠心病患者心绞痛，严重者可致心肌梗死。对于无冠心病者，多次低血糖可造成患者心肌的不可逆性损害。低血糖也可导致大脑细胞能量缺乏，引发昏迷。远期表现为记忆力减退或痴呆，低血糖使许多升血糖激素分泌增加，导致低血糖后高血糖，不利于血糖控制。其原因可为进食饭量太少、胰岛素剂量过大、运动量太大、口服降糖药后没有及时进餐，服用某些药物如磺胺类、对乙酰氨基酚（扑热息痛）等，主要症状有饥饿感、心慌、出冷汗、手抖、烦躁、抽搐、意识模糊甚至昏迷等。糖尿病患者外出必须随身携带少量糖果，一旦出现低血糖的前兆，及时补充碳水化合物或喝葡萄糖水，严重者应立即去医院就诊，以免贻误病情。

糖尿病患者要树立战胜疾病的信心，只要用正确的态度、科学的方法，提高自我护理的水平，预防并发症的发生，就一定能和正常人一样，过上无忧无虑的生活。

5

别等啦

——正常人如何积极预防？

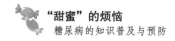
糖尿病早发现、早治疗

最近几十年，全球糖尿病患病人数以惊人的速度增长，糖尿病，特别是作为占糖尿病总人群90%以上的2型糖尿病，已经成为严重影响人类身心健康的主要公共卫生问题和重大疾病。糖尿病患病人数的增加，与人口增长、人口老龄化、生活方式城市化、肥胖人口增多以及运动减少有密切的关系。糖尿病可以导致冠心病、肾病、失明、截肢等严重后果，可造成严重的经济和医疗负担。2002年，美国居民糖尿病直接或间接费用共计1320亿美元，

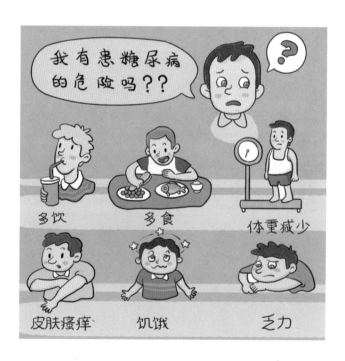

而我国城市治疗2型糖尿病及其并发症的年直接医疗费用也高达187.5亿元人民币,占卫生总费用的3.94%。特别是已经存在并发症的糖尿病患者,其医疗费用是无并发症的糖尿病患者的3.71倍。21世纪以来,由于糖尿病发病率在低中等经济水平国家的高速增长,糖尿病的医疗费用也即将为这些国家带来严重的经济负担。

早期糖尿病患者没有明显症状,当他们有明显的"三多一少"症状时,病情其实已经十分严重。因此,对于所有的人,了解糖尿病早期的症状有助于病情的早发现、早治疗,这一点不容忽视。

征兆1:易饥饿、喜甜食。

胰岛素的绝对和相对缺乏导致机体无法利用体内的糖类供能;体内的糖经尿排出体外,导致患者总是出现饥饿感,于是大量地吃东西,但还是饥肠辘辘,平时不怎么吃甜食的人,也开始吃大量的甜食了,这些异常表现可能是糖尿病的先兆。

征兆2:体重锐减。

饮食正常的情况下,如果出现了不明原因的体重急剧下降,就应考虑是否得了糖尿病。因为患糖尿病后,会有大量的糖随尿排出,机体在短时间内损失大量的糖,导致体重下降。

征兆3:眼睛疲劳,视力下降。

当出现了眼睛容易疲劳、视力急剧下降、站起来的时候眼前发黑、看东西模糊不清、眼睛忽然变成了近视或老花眼等症状,患者应立即进行眼科检查。上述症状有可能是糖尿病引起的视力障碍、白内障、视网膜出血等并发症。

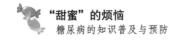
征兆 4：易疲劳、尿液发白。

早期糖尿病患者会感到容易疲劳，即便在无运动或不从事劳动时，身体也会感到疲惫不堪，双腿乏力，膝盖酸软，尤其是上下楼梯的时候。部分早期糖尿病患者尿液呈白色，有酸甜气味。

征兆 5：皮肤抵抗力减弱。

糖尿病早期，内分泌紊乱使皮肤抵抗力下降，常伴有反复发作的皮肤疾患，如下肢、足部溃疡经久不愈，或反复的皮肤、外阴感染。

糖尿病早期症状不明显，很多人不易察觉，从而使患者错过最佳治疗时期。因此，定期做健康检查，是最重要的预防措施，发现得越早，血糖值越容易控制。确诊糖尿病后，一定要到正规医院就诊。千万不要因为病情轻而不选择治疗，以致出现难以治疗的并发症。

预防糖尿病的方针：多懂、少吃、勤动

近年来我国确诊糖尿病的人数不断增加，防控糖尿病的形势非常严峻，但目前大多数人对于糖尿病的认识非常浅薄，往往在发现血糖水平升高后，才开始控制饮食，或进行药物治疗。糖尿病是一种慢性病，也是终身性疾病，最有效的避免糖尿病发生的方法就是提前预防和控制。那么具体应怎样预防呢？下面为您讲解3个方针。

方针一：多懂！

多懂即对糖尿病的知识多懂一点，对其危害多懂一点，对其

防治措施多懂一点。

由于社会公众尚缺乏对糖尿病的认识和预防意识，导致他们不知道如何预防糖尿病，得了糖尿病又不能及时检查和治疗。病因的复杂性、治疗措施的综合性和个体化都需要患者的主动参与。提高糖尿病患者的自觉性和主动配合的积极性，可以获得良好的病情控制，避免和延缓糖尿病慢性并发症的发生与发展，也可降低医疗费用。因此，大家应积极了解和学习政府、学校、协会等公共机构对糖尿病的宣传和教育，知道什么是糖尿病，糖尿病是如何发生的，哪些人容易患糖尿病，预防糖尿病的基本措施有哪些。对个人来说，了解糖尿病后，要从思想上重视，不能抱侥幸心理或无所谓的态度。

那些糖尿病发病的高危人群更要尽快行动起来，避免或延缓糖尿病的发生和发展。糖尿病发病的高危人群包括：常规体检中，空腹血糖介于5.7～6.1 mmol/L者；年龄超过45岁，尤其是脑力劳动者；体重是正常体重的115%及以上或身体质量指数≥25kg/m^{2}者；有糖尿病家族史者；以往有糖耐量异常者；有血脂异常、高血压、大血管病变者；在妊娠妇女中，年龄超过30岁，有妊娠糖尿病病史者，曾分娩巨大儿（出生时体重≥4 kg）者；有不能解释的滞产者；使用糖皮质激素、利尿剂等药物者。

方针二：少吃！

"吃"对中国人是一件大事。现在人们的生活基本吃穿不愁了。但是很多人并没有认识到"病从口入"的含义可能已经发生变化，从吃进不洁之物引起传染性疾病转变为吃得不科学、不健康引起非传染性疾病。

　　"少吃"是预防糖尿病的关键。少吃不等于节食，少吃是建立在满足人体正常生理需要的基础上的，并不是这个不能吃、那个不能吃。少吃一点儿，是建立合理的饮食结构，对每种营养素都有所摄取，但又不太过，不暴饮暴食，规律饮食，这样对身体是非常有利的。要少吃的食物包括高盐、高脂、高糖的食物，多食一些含膳食纤维的食品，如绿色蔬菜、粗粮等，同时要戒烟限酒。另外，鼓励大家细嚼慢咽。细嚼慢咽不仅有利于少吃和减肥，还有利于预防糖尿病。

　　方针三：勤动！

　　运动可以增加能量消耗，维持机体能量平衡。正常人骨骼肌约占体重的40%，是机体重要的外周葡萄糖利用场所。肌肉活动时，肝脏葡萄糖输出增加，肌肉葡萄糖利用加速；短期适量活动时，肝脏葡萄糖输出增高与肌肉利用保持平衡；轻度活动达40分钟，两者之间已呈轻度负平衡，血糖水平略有下降；运动后40分钟，肌肉摄取葡萄糖的量仍比休息状态时高3~4倍。由此可见，预防糖尿病，运动是不可缺少的方式之一。适当的运动可以增加肌肉及其他组织对血糖的吸收和利用，降低血糖，还能增强机体的免疫功能。血糖低了，免疫力强了，糖尿病发生率自然降低。

　　这三个方针虽然看起来简单，但要实际执行起来需要极大的耐心和毅力。也只有坚持下来了，才会起到预防糖尿病的效果，半途而废不会起到任何效果。

糖尿病的一级预防

一级预防是干预和减少易感人群中发生糖尿病的危险因素。其针对糖尿病易感人群和已有糖尿病潜在表现的人群，通过改变和减少不利的环境因素或行为因素，采取非药物或药物干预措施，最大限度地避免糖尿病的发生。具体方式如下：

（1）学习糖尿病相关知识，认识糖尿病相关症状，如尿多、口渴、容易饥饿、体重减轻。了解糖尿病危险因素，如肥胖、糖尿病家族史、巨大儿生产史、特殊药物（如糖皮质激素、利尿剂）服用史等。

（2）保持健康的生活方式，如合理饮食、适量运动、戒烟限酒、保持心理平衡。

（3）定期体检，一旦发现血糖异常，及早就诊。

糖尿病的二级预防

二级预防是采取各种措施避免糖尿病高危人群，特别是葡萄糖耐量降低（IGT）人群糖尿病的发生。其目的是筛选及发现IGT和无症状的2型糖尿病患者，采取早期干预治疗措施以减少糖尿病发病率和避免糖尿病并发症的发生。具体措施如下：

（1）采取一级预防保健措施。

（2）在人群中筛选IGT者，即进餐或口服75 g葡萄糖耐量试验2小时后血糖在7.8～11.1 mmol/L（140～200 mg/dL）的患者。

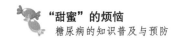
糖尿病的三级预防

三级预防是对已患糖尿病的患者进行有效的治疗。其目的是防止或延缓各种糖尿病急、慢性并发症的发生和发展，具体措施如下：

（1）对糖尿病患者尽可能早地进行并发症筛查，以便早期发现和处理，如进行眼底检查、尿微量白蛋白检测等，注意双足皮肤温度、皮肤色泽，是否有破溃、霉菌感染等。同时注意与高血糖相互影响的血液生化指标的检测，包括血脂（总胆固醇、甘油三酯、低密度脂蛋白胆固醇和高密度脂蛋白胆固醇）、尿酸、电解质等。

（2）严格控制好血糖和血压，可降低糖尿病患者的致残率和死亡率。通过积极有效的治疗，慢性并发症在早期是可能终止或逆转的。

老年人怎样预防糖尿病

糖尿病的患病率随着年龄的增长而增加，受老龄人口的增加、人群寿命的延长及生活模式的改变等因素影响，老年糖尿病患病率逐年增加，老年糖尿病患者明显多于非老年糖尿病患者。老年糖尿病患者包括60岁以后确诊和60岁以前确诊为糖尿病并延续至60岁以后的老年患者。

老年人机体组织老化，基础代谢率下降，胰腺随年龄增高而逐渐老化，胰岛B细胞功能降低，胰岛素的分泌量减少，全身各器官衰老；随着生活质量的提高，营养成分的改善，老年肥胖者，尤其腹部肥胖者逐渐增多，肥大的脂肪细胞细胞膜上单位面积的胰岛素受体相对减少，其与胰岛素结合的亲和力降低，导致机体对胰岛素的敏感性大大降低，出现胰岛素抵抗；体力活动减少，机体利用和消耗葡萄糖的量减少，导致机体对胰岛素的敏感性降低，糖耐量降低。因此，老年人对于糖尿病的预防是很重要的。老年人为预防糖尿病的发生可以采取以下措施：

（1）防止和纠正肥胖。

（2）避免高脂肪饮食。

（3）饮食要保证工作、生活的需要。食物成分合理，碳水化合物以非精制、富含可溶性维生素为佳，占食物总热量的50%～65%，脂肪占食物总热量的15%～20%，蛋白质占食物总热

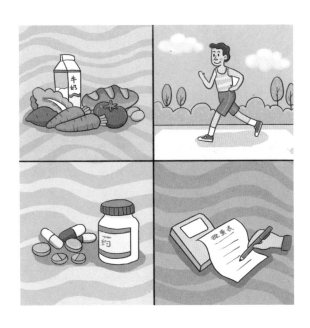

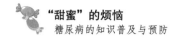
量的10%～15%，并多吃蔬菜。

（4）适量增加体力活动，参加体育锻炼。运动的强度以轻、中度的有氧运动为宜。每日活动时间一般为40～60分钟，并且坚持经常锻炼，循序渐进，以促进外周组织对葡萄糖的利用。

（5）避免或少用对糖代谢不利的药物。

（6）积极发现和治疗高血压、高血脂和冠心病。

（7）改正吸烟、饮酒等不良习惯。

（8）定期进行健康体检，对血糖、甘油三酯进行监控。应努力将空腹血糖、餐后2小时血糖、甘油三酯控制在正常范围，使空腹血糖＜6.0 mmol/L，餐后2小时血糖＜7.8 mmol/L，甘油三酯＜2.4 mmol/L。如果测得值达到或超过正常上限，要继续做糖耐量试验，一经确诊，及早进行治疗。

中年人怎样预防糖尿病

中年人普遍存在工作压力大、应酬多、运动少的特点，所以中年人比较容易发胖，而发胖是2型糖尿病的主要原因。随着年龄的增长，患糖尿病的风险增加，因此，中年人要改变现有的不良生活习惯，预防糖尿病的发生。那么，中年人怎么预防糖尿病呢？看看下面的要点吧。

1. 控制饮食

饮食要保证工作、生活的需要。膳食要注意搭配均衡，品种多样化。40岁左右的中年人，若每天需摄入的能量在1900千卡左右，则其每天的食物量相当于鸡蛋1～2个、瘦肉50～100克、植物油50克、碳水化合物200～250克。一般而言，身体质量指数男性应小于25 kg/m^2、女性应小于24 kg/m^2，超过这一范围，则应控制进食量。总的饮食原则是低脂、低糖、低盐、粗细粮搭配和高纤维素。

2. 饮食要规律

不暴饮暴食，要有规律，吃饭要细嚼慢咽，多吃蔬菜，尽可能不在短时间内吃含葡萄糖、蔗糖量大的食品，这样可以防止血糖在短时间内快速上升，对保护胰腺功能有益，特别是有糖尿病家族史的人一定要注意。

3. 防治肥胖

肥胖是引发糖尿病的重要原因，预防糖尿病就需要预防肥胖。对于已经很胖的人，需要立即采取有效措施进行减肥，减肥的最佳方法无疑就是控制饮食加运动。研究证实，中年人中每周步行锻炼者，其糖尿病的发病率低于不锻炼者，并且健步走还可以达到健脑的效果。每天晚上坚持步行30分钟，可以缓解一天中的紧张情绪和疲乏感。慢走可以使膝盖受到的压力降低，减少关节损伤，因而中年人运动以散步或慢走为宜。

4. 慎用药物

避免或者减少使用一些对糖代谢不利的药物。一些药物会影响人体内分泌功能，导致胰岛功能紊乱，影响胰岛素和胰高血糖素的分泌，从而影响糖代谢，导致血糖过高或过低。

5. 戒除烟酒

众所周知，嗜酒好烟对人体危害极大，不仅会直接引起癌症等多种危害人体健康的疾病，还会使人体免疫功能下降，给糖尿病

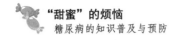

以可乘之机，因此戒除烟酒很重要。

6．积极治疗疾病

积极发现和治疗高血压、高血脂和冠心病。这些心脑血管病不仅严重危害人体健康，还会导致人体内分泌功能紊乱，给糖尿病乘虚而入的机会。

7．检查血糖

一些糖尿病高危人群（如中年人），应定期进行健康检查，除常规空腹血糖外，应重视餐后2小时血糖和糖化血红蛋白的测定。定期检查也是预防糖尿病的重要方法，因为有一些早期的糖尿病患者不会出现任何的糖尿病症状和其他的不适反应，很难根据症状进行自查。

8．检查甘油三酯

定期对甘油三酯进行监控，努力将甘油三酯控制在正常范围。如果测得值达到或超过正常上限，要继续做糖耐量检验，一旦确诊，应及早进行治疗。

9．吸收负离子

在家放置一台负离子发生器，给室内空气补充高浓度的小粒径负离子，利用小粒径负离子的"解糖"功能有效防治糖尿病。

10．增强免疫力

糖耐量不正常或有糖尿病家族史者，可以通过以下方式最大限度地防止糖尿病的发生：适量补充烟酰胺、维生素B_1、维生素B_6和维生素B_{12}，以增强胰腺功能；在季节更替时吃半个月的维生素E、维生素C，可以提高身体的免疫功能、清除自由基。

■ 儿童怎样预防糖尿病

糖尿病是严重威胁儿童、青少年健康的一种慢性全身性疾病，也是以高血糖为特征的一种代谢紊乱的遗传异质性疾病。儿童时期出现的糖尿病绝大多数是1型糖尿病，但近年来，儿童、青少年
2型糖尿病的发病率随着肥胖儿童人数的快速增加呈现出与之相一致的上升趋势。

1型糖尿病临床发病之前有一个较长的糖尿病前期阶段，在此阶段，应用免疫耐受及免疫干预治疗等措施，阻止胰岛B细胞的免疫破坏过程，可以起到预防或减轻1型糖尿病的作用。

儿童2型糖尿病虽然受一定的遗传因素的影响，但起决定性作用的是生活因素和环境因素，能量摄入过多、营养过剩、肥胖、高血压、缺少运动是发病的重要原因。肥胖患儿游离脂肪酸水平增高，刺激胰岛B细胞分泌胰岛素增加，可导致高胰岛素血症、糖代谢紊乱和胰岛B细胞功能不足的恶性循环。因此，控制肥胖是预防儿童2型糖尿病的关键，治疗肥胖的最佳方法是能量摄入控制与消耗增加相结合，即饮食治疗与运动治疗相结合。

饮食治疗：目的是限制每日总热量的摄入，使之略低于消耗量以使体重逐步下降，维持标准体重，矫正已发生的代谢紊乱，减轻胰岛B细胞负担，预防2型糖尿病的发生。饮食控制应考虑儿童的生长发育，使体重逐渐下降到身高体重的标准范围，同时要防止营养不良。具体情况因人而异，具体措施包括：正确指导饮

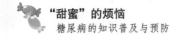
食中碳水化合物、脂肪、蛋白质的分配；饮食保证低盐、低糖、低脂，并有充足维生素。食用水溶性纤维可在小肠表面形成一种高黏性液体，对肠道的消化酶形成屏障，延缓胃的排空，延缓糖的吸收，因此粗细粮搭配、多纤维饮食可改善胰岛素抵抗，降低血糖。避免食用含色素、防腐剂的食品和饮料。

运动治疗：运动可以促进能量的消耗，控制体重，有利于生长发育；增加胰岛素的敏感性，减轻胰岛素抵抗，有利于血糖的控制和糖尿病的预防。运动方案要根据性别、年龄、体型、体力、生活习惯、运动习惯和爱好进行制订，选择适当的运动方式和运动量，适应后逐步增加运动量，并要持之以恒，才能使体重逐渐减轻。

肥胖儿童应树立正确的进食观，避免不吃早餐、吃饭速度快、晚上睡前吃东西、爱吃快餐和油炸食物、常喝甜饮料、偏食等饮食习惯；采取合理的生活方式，改掉习惯待在家里，不喜欢户外活动、长时间玩游戏机、电脑或看电视等生活习惯；控制体重，提高生活质量，预防2型糖尿病的发生。

糖尿病前期患者要注意的问题

糖尿病前期，顾名思义就是血糖水平升高，但未达到糖尿病的诊断标准，即处于临界状态。处于糖尿病前期的人属于糖尿病高危人群，如果放任不管，早晚有一天会患上糖尿病。

ADA建议把空腹血糖、餐后2小时血糖或服糖后2小时血糖介于正常血糖与糖尿病诊断标准之间的状态，称为糖尿病前期，即糖调节受损。处于糖尿病前期者，是糖尿病高危人群。由于空腹血糖可能漏诊餐后血糖异常者，空腹血糖水平高于5.6 mmol/L的个体建议进行餐后血糖的检查。此外，ADA还建议了更加便于操作的标准，年龄大于45岁，BMI大于25 kg/㎡的人群，即应当定期进行血糖的检测。一般情况下，糖尿病前期甚至早期糖尿病患者不伴有任何不适症状，故不易引起重视，有些患者到出现糖尿病并发症，如视物不清、泡沫尿、冠心病及糖尿病足等才去看病，此时往往医疗花费大，且治疗效果不理想。因此，加强对糖尿病前期或临界患者的管理，已成学界共识。

"上医治未病"，如何才能阻止糖尿病前期进展为糖尿病呢？

近年来，国内外已进行的多个临床试验证实，生活方式干预可有效预防糖尿病，即通过饮食加运动手段减轻体重可以有效预防糖尿病。但需要着重指出的是，生活方式的改变不仅是一顿饭、一片药或暂时的减重，而是改变习惯并长久地坚持少吃多动，同时要监测血糖水平，使之处于正常范围内。相信通过以上的努力，一定能阻止临界糖尿病转变为糖尿病。

糖尿病饮食预防的原则

随着生活方式的改变，人们摄入的能量过多，运动减少，身体过度肥胖，全球糖尿病发病率逐年上升。国际糖尿病联盟在2014年11月以"健康饮食与糖尿病"为宣传主题，提倡公众从早餐开始，根据膳食指南的建议选择健康饮食，预防糖尿病的发生。

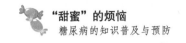
到今天为止，糖尿病在医学界仍是一种可以控制但不能根治的疾病，而饮食和运动是糖尿病预防的基础。其中，饮食预防绝不是限制饮食，而是要保持健康合理的饮食。糖尿病饮食预防的原则如下：

1. 养成少量多餐、定时定量的饮食习惯

少量是减少每一餐进食的量，以减少餐后胰岛细胞的负担，同时也减缓血糖上升的速度，有效避免餐后血糖急速上升；多餐则是指在两餐之间进行一次加餐，这样可以避免药物作用高峰时或者下顿餐前出现低血糖。

2. 控制饮食

体重过重或肥胖者，减轻体重应是首要的目标。应控制每日摄入食物的总热量，以达到或维持理想体重。

3. 均衡饮食

均衡饮食即低盐、低糖、低脂、适量蛋白质、高复合碳水化合物、高纤维素饮食。

4. 忌暴饮暴食

控制食量，做到有计划进食，必要时计算好每日应摄入的能量。

总之，饮食是防治糖尿病的重要一环，日常饮食应在控制总能量的基础上包括适当比例的碳水化合物、脂肪、蛋白质、膳食纤维和微量营养素。超重和肥胖者应减轻体重，遵循糖尿病饮食预防的四个原则，以预防和缓解糖尿病的发生和发展。

糖尿病的饮食预防

不合理饮食而导致糖尿病的情况很常见，学会健康饮食并养成良好的生活习惯对预防糖尿病尤为重要。

1. 合理控制总能量，控制健康体重

肥胖可增加患糖尿病的概率，所以控制体重至关重要。建议三餐摄入能量合理，主食粗细搭配，配菜荤素搭配，减少脂肪的摄入，保证合理的BMI值，吃动平衡。

2. 控制碳水化合物的摄入，主食粗细搭配

建议每日摄入碳水化合物提供的能量占总能量的60%左右，主食要尽可能地保证粗细搭配，减少精白米面的过多摄入，补充充足的膳食纤维，促进体内的糖类代谢，保持肠道的健康。粗粮当中富含的膳食纤维有利于延缓碳水化合物的吸收，可以降低餐后血糖水平，而且还能改善葡萄糖耐量，建议每日粗粮摄入量占主食的一半左右。

3. 控制脂肪与胆固醇的摄入

脂肪摄入超量很容易导致肥胖，所以摄入脂肪和胆固醇类食物一定要慎重，日常要减少荤油和肥肉的摄入。家中烹饪的时候，尽量少吃猪牛羊等动物的动物油，以减少饱和脂肪酸摄入，建议多用植物油，每日油的食用量要控制在30克以内。对于不同类别的植物油，建议购买小包装，并且经常换种类食用；建议多用蒸、煮、炖这样的烹调方式，尽量避免煎、炸、炒等烹调方式；烹调时热锅凉油，避免反复油炸。总而言之，应减少脂肪的

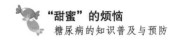
摄入，食用油宜精不宜多。

4. 摄入适量蛋白质，拒绝超量

蛋白质每日供给的能量占总能量的15%～20%为宜。优质蛋白质的食物来源主要是动物性食物和优质豆类蛋白，每天建议适量摄入鱼、禽、蛋、瘦肉以及豆类食品。这些蛋白质生物价值高，而且利用率高，非常易于人体吸收。建议每日优质蛋白的摄入量占摄入蛋白质总量的1/3。对于蛋白质，吃好不吃多是关键。

5. 每日要摄入充足的维生素与矿物质

蔬菜水果是维生素和矿物质的良好的食物来源，乳及乳制品是钙的最好食物来源。多吃富含维生素C的食物，也就是多吃应季的新鲜水果、蔬菜。维生素C可以促进我们体内的抗体合成，能抗氧化，增强机体的免疫功能。保证奶制品的摄入。此外，可适量增加海产品、红肉类、坚果类食品的摄入，这类食品中富含锌，锌被誉为"病毒克星"，可以增强机体的免疫功能，为身体保驾护航。多食用一些富含铁的食物，瘦肉类、深绿色蔬菜等食物中铁含量都比较高，多吃富含铁的食物也可以增强机体的免疫功能。

6. 保证饮水量，拒绝饮料

每日1500 mL是最基本的饮水量，秋冬季气候干燥，提倡每天保证至少1500～1700 mL水的摄入，减少或拒绝饮用甜饮料。

7. 避免饮酒，如饮酒应限量

酒精易使血糖发生波动且损害肝脏，日常生活中建议大家避免喝酒，非喝不可也要控制饮用量。

糖尿病的预防，不光是饮食上注意就可以了，日常生活中还需要配合起居、情志等各方面因素进行调理。

建议糖尿病患者不要吃一些乱七八糟的保健品，饮食最好算准热量来吃，这样方便通过运动来抵消一部分热量，如果吃一些自己都不知道成分的保健品，对控制热量来说是比较困难的。

糖尿病运动预防的原则

规律的运动可以降低心血管疾病、脑卒中、直肠癌的病死率，降低糖尿病发生的风险。不同运动形式通过多种机制对身体的代谢产生不同的影响。作为预防糖尿病的主要方法之一，长期的规律运动可以降低体重和避免内脏脂肪堆积，改善机体对胰岛素的敏感性，帮助血糖和血压的控制，调节异常血脂谱，降低心血管疾病发生的危险，降低死亡率。但不当的运动除了可能造成肌肉关节的损伤外，还会导致血糖控制不良以及并发症恶化。因此在进行一种比快步走更剧烈的体力运动前，应该对个人的身体条件进行评价。评价应包括运动是否有加重冠状动脉血管病变的可能，是否自身对一定形式的运动存在禁忌，是否容易因严重的自主神经病变、周围神经病变、增殖前期或增殖期的视网膜病变等受伤或使病情加重等。除此以外，年龄和初始运动水平也应该加以考虑。运动原则为循序渐进、量力而行和持之以恒。

糖尿病的运动预防方式

1. 有氧运动
有氧运动是指强度小，节奏慢，运动后心率不过高，呼吸平缓的一类运动。有氧运动可增加心、脑血液的氧供应，增强大脑的活动量，对缺血性心脏病十分有利。有氧运动可使人精力充沛、自我感觉良好。此外，足够的氧供应还可促使脂肪代谢，有利于消耗体内堆积的剩余脂肪。所以有氧运动对糖尿病患者很合适，尤其是心脏功能不好的老年人。有氧运动宜循序渐进，可从散步开始，逐步过渡到自编操等。

常见的有氧运动包括散步、慢跑、骑自行车、做广播操、打太极拳、球类运动等。

2. 抗阻力运动

抗阻力运动是肌肉对抗外界阻力的一种运动方式。其特点是阻力大小可以因人而异、循序渐进地进行调节。进行抗阻力运动可以增加肌肉含量和肌肉力量，肌肉运动可消耗皮下脂肪，实现减肥和塑形，且能够保持减肥和塑形时间持久。抗阻力运动的作用在于运动中给予肌肉刺激，运动后通过增加肌肉代谢率，促使脂肪燃烧，实现减肥。人从30岁开始，每年有一定程度的肌肉萎缩。通过抗阻力运动可以增加肌肉的力量与胰岛素受体的敏感性，同时可以改善患者血管内皮功能。

可以准备1 kg的哑铃，或两个矿泉水瓶，装入适量的水或绿豆等增重。

为了保证抗阻力运动正确进行、健康获益最大、损伤风险最小，建议由具备专业资格的运动专家进行运动初期的监督指导和阶段性评价。

3. 振动疗法

在过去的十年中，振动疗法是一种可以防止肌肉萎缩和骨质疏松的有效方式。振动作用于骨骼肌，激活肌梭受体，通过单突触反射放大了运动神经元。因此，与没有振动的运动相比，振动激活了大量的运动单位。振动疗法除具备一些普通运动的好处，如血管内皮功能的改善和能量代谢酶的增加，还可以增加葡萄糖的运转能力。

如果可以充分利用生活中很多零碎的时间，也可以达到运动的目的。在办公室中，要尽量活动起来，不要一上班就坐在椅子上不起来，时不时多起来活动一下，做一做简单的伸展活动，多喝水、多上厕所走动，都是消耗热量的运动方法。此外，上下班路上能走路就别骑单车，能骑单车就别坐车，这样也可以达到非常好的运动效果，比如把车停在距离家或单位较远的地方，上班提前一站下车，晚餐后步行，多爬楼梯少坐电梯。

找到适合自己的运动方式

每个人的身体状况、生活环境等不尽相同，因此，适合的运动方式也就有所不同，应根据自己的实际情况选择适合自己的运动方式。一般情况下，运动方式以有氧运动为主，这是一种可以增强呼吸、心血管功能，改善新陈代谢，纠正血糖和血脂代谢紊乱的运动方式。

年龄较大、体质较差者宜进行运动强度小的运动，如散步，选择优美的绿化环境则更有益于身心健康。行走时应全身放松，眼观前方，自然且有节律地摆动上肢，每次20～40分钟。身体条件较好、无心血管疾病者则可以采用运动强度中等偏高的运动，

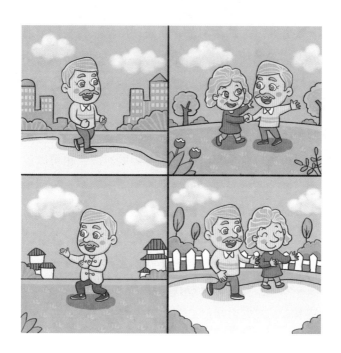

如健身跑。慢跑时要求全身放松。

运动的效果和人的心态有关，一定要培养一定的兴趣，选择自己喜欢的运动并持之以恒，这样才能达到长久控制血糖的目的。在运动中改善自己的心态，可以更多地去发现生活中的乐趣。

运动强度和运动时间的合理选择

运动并不是越剧烈越好，运动强度要根据自己的年龄、体重、血糖水平、心肺功能状态等情况进行选择。运动强度太大，可能会造成不良后果；运动强度太小，则达不到防治的效果。

1. 运动的时间

每次连续运动的时间一般不能少于20分钟，但不宜超过1小时。如果血糖控制不佳，有条件者可在三餐后1小时进行20～40分钟的适量运动，这样有助于血糖的控制，并减少降糖药物的用量。一般糖尿病患者每天都应该有半小时左右的运动时间，长期坚持中低强度运动量的体育运动比间断进行高强度的运动要好得多。一天之中较适宜运动的时间一般在早晨或下班后，不要在饱食后即刻进行运动，也不可在饥饿时进行运动，应该在饭后半小时再开始运动，因为这时血糖水平较高，进行运动不易发生低血糖，而且有助于餐后血糖的控制。

2. 运动强度

极大强度运动：运动强度达最大耗氧量的100%，非常吃力，不能坚持到运动结束；大强度运动：运动强度达最大耗氧量的80%，相当吃力，但能坚持到运动结束；中等强度运动：运动强度达最大耗氧量的40%～60%，有适度出汗，肌肉有略微酸胀的感觉，这是一个对治疗有效的运动量，应该逐渐达到这个目标；低强度运动：运动强度达最大耗氧量的20%，运动后无汗，脉搏也无明显变化，人有较轻松的感觉。

建议选择中等强度的有氧运动方式，包括快走、慢跑、跳绳、跳舞、游泳、骑车、登山及各种球类运动；也可进行家务劳动、步行购物、做广播操、打太极拳等活动量较小的运动。

3. 运动的频率

即使受到自身条件的限制，每周运动的次数也不应少于3～5次。如果每次的运动量较大，间隔时间可以稍长，但至少每

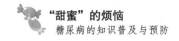
隔1～2天应有一次规律的运动，若运动间隔的时间较长，则达不到运动的效果。

坚持适量的体育活动可提高肌肉细胞中胰岛素受体的数量，使胰岛素的效用提高。同时，运动的过程是机体消耗能量的过程，可使肌肉等组织消耗的葡萄糖增加，因而运动可以降低血糖。适当的体育运动还可降低糖尿病发生的概率。

运动需要注意的事项

对于糖尿病的治疗，除了药物外，坚持运动也很重要。专家指出，由于年龄、身体条件各不相同，个人不能盲目地进行剧烈运动，剧烈的运动可以使体内升糖激素水平升高，使血糖升高；并且过量的运动还可使脂肪分解产生酮体，在胰岛素不足时，导致酮症酸中毒。同时，也不能运动量过小，否则起不到锻炼身体的效果。糖尿病患者运动需注意以下几点：

（1）运动前应先做低强度热身运动5～10分钟，伸展肌肉，以免受伤。

（2）如果患有心脏、眼睛、神经或肾脏疾病，患者应与医生商讨哪些运动是合适的。

（3）患者如果在使用胰岛素或是服用帮助产生胰岛素的药物，一定要了解低血糖的迹象或症状。

（4）慢慢地开始实行运动计划，逐步地增加运动时间和强度。

（5）在运动前后检查自己的血糖水平，保证血糖水平保持在安全范围内。在进行剧烈或是较长的运动期间，必须定期地检测血糖水平。

（6）运动中带上相关疾病识别证明。

（7）穿着舒适的运动鞋和棉袜。在运动前后检查脚部是否有红斑和是否酸痛。如果有任何一种状况应立即告知医生。

（8）在运动之前、期间和之后要带上随时可以饮用的大量的水。

（9）如果将进行长时间的运动或进行剧烈的运动，要带上食物。

（10）要告知运动伙伴你患有糖尿病，以便在血糖变低并且你需要援助时他能够帮助你。如果你单独进行运动，而低血糖又是你的一个困扰，那么要让某人知道你去什么地方运动，你将会做什么。

糖尿病的药物预防

现今，IGT人群可以靠生活方式的改变来干预糖尿病发生已经成为共识，但有的糖尿病患者认为，前期尽量不要吃药，用饮食加运动控制即可；有的糖尿病患者则认为二甲双胍效率高，应该尽早吃。那么，到底孰是孰非呢？

1. 药物干预可提高预防效果

2018年，美国糖尿病学会推荐，高危人群如IGT人群，仅靠生活方式干预往往不能达到100%预防2型糖尿病发生的目标，就算饮食和运动可将血糖控制在正常水平，也无法保证以后血糖不再上升，因而结合药物干预治疗可能会有所帮助。

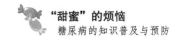
有研究证实，在糖尿病前期通过二甲双胍干预治疗，10年内IGT人群糖尿病的发生率下降了18%，而另一生活方式干预组的糖尿病发生率下降了34%。

2. 二甲双胍是安全耐受的

二甲双胍是第一个被证明能预防或延缓糖尿病发生的药物。肥胖是发生2型糖尿病的重要危险因素之一，而二甲双胍通过降低脂肪量减轻体重，效果温和且持久，其对细胞能量代谢的影响也能防止IGT人群体重增加。

不过，有的人还是会担心糖尿病前期用药的不良反应。总的来说，二甲双胍有较好的耐受性，其最主要的不良反应是胃肠的不良反应，但这种反应会随着时间延长而减轻，并且在进餐时或进餐后服药可有效避免不良反应的发生。

IGT人群不仅是患糖尿病，也是患心血管疾病的高危人群。除了能预防糖尿病之外，二甲双胍对心血管也有保护作用，可大大降低IGT人群发生心血管疾病的概率。此外，有研究着眼于用二甲双胍控制体重，其可使糖尿病发生风险降低37%。还有临床随机对照试验研究抗高血压药物的药物降压效果。结果发现，有些药物如血管紧张素转换酶抑制剂、血管紧张素Ⅱ受体阻滞剂，也有一定预防糖尿病的作用。其作用的最主要的机制可能是降低胰岛素抵抗，改变脂肪细胞的代谢，增加脂肪储存，以及增加胰岛血液供应，保存胰岛功能。

生活方式的指导对糖尿病前期干预的作用不可忽视，但药物的干预好比给糖尿病的预防加上了一个保险，将二者结合，IGT人群才会离糖尿病越来越远。

3. 提前合理用药,可杜绝并发症

心脑血管疾病患者有这样的经验:每年春秋两季在病情还平稳时,提前到医院输些疏通血管的药物或是在家服用曲克芦丁、辛伐他汀、阿司匹林、心脑康,可有效预防脑血管病发作。与之类似的方法对糖尿病患者预防并发症同样有效。糖尿病患者在注意平时生活习惯、加强身体锻炼、合理控制血糖、注意常规用药的基础上,春秋两季提前适时、合理地用些相关药物,既安全又经济,可以达到远离并发症的目的。

只要区别症状和个体差异,根据适时、适症、合理的原则提前用药,就能达到很好的防治糖尿病并发症的效果。

糖尿病目前仍是一种终身性疾病,尚无根治办法。因此应积极行动起来,规范自己的生活。如果你已经是一名糖尿病患者,也不必悲观。长期有效控制血糖水平可以防止和延缓糖尿病慢性并发症的发生和发展。当然,如果进入了慢性并发症期,那就需要百倍警惕,延缓慢性并发症的进展。

6

该干吗干吗

——心情好，状态好，
一切都好！

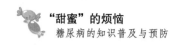

▌改变对糖尿病治疗的认识误区

糖尿病的治疗是一个持久的过程，很多朋友对其治疗的认识存在一些错误观念。以下这些错误，你中招了吗？

一些患者治愈心切，病急乱投医，看到或者听到一些非法医疗机构的广告，想着我也试试看吧，急忙赶去治疗。类似情景你支持吗？

相信医院、相信医生的患者，对于如何用药以及饮食、运动与治疗的关系也存在很多误区。常见的认识误区你有吗？

> 药物治疗认识误区：
>
> "老李吃二甲双胍效果特别好，我和他一样，我也吃这个。"
>
> "胰岛素是激素，激素用了会上瘾，我不用！"
>
> "用胰岛素？那不是病得不行了才用的吗？我是不是治不好了？"
>
> ……

其实，这些观念都有一定问题。

糖尿病治疗是一个长期的过程，用药种类需要根据糖尿病类型、患者体型、高血糖类型、有无其他疾病以及患者的年龄等因素来选择。如根据糖尿病类型选药，1型糖尿病优先选用胰岛素、二甲双胍、α-葡萄糖苷酶抑制剂、胰岛素增敏剂等；2型糖尿病优先选用二甲双胍、胰岛素促泌剂、α-葡萄糖苷酶抑制剂、胰岛素增敏剂、胰岛素等；妊娠糖尿病应用胰岛素；而其他类型的糖尿病要先治疗原发病再口服降糖药或用胰岛素。

除此之外，糖尿病患者在选药时还要看自身的体型，如果是肥胖型患者，可用二甲双胍；瘦型患者可用磺脲类降糖药。

我们知道，每个患者的血糖高峰出现的时间不一样，如果血糖水平餐前不高、餐后高，可用α-葡萄糖苷酶抑制剂加其他口服降糖药；如果血糖水平餐前高、餐后更高，则要用磺脲类、双胍类、α-葡萄糖苷酶抑制剂。

另外，还要根据糖尿病患者的年龄进行选药。儿童糖尿病多为1型糖尿病，可用胰岛素、二甲双胍；老年人由于自我管理能力下降，常出现重复用药、遗漏用药和低血糖等问题，用药时可以选择同种类中一日一次的缓控释制剂。

1. 口服降糖药的误区

（1）盲目跟风，别人吃啥我吃啥。

看到别人服用的药物效果好，便想换成和别人一样的药物。

所谓"好药"，就是适合自己病情的药，不一定是新药、贵药，也不一定是别人用着好的药。由于每位糖尿病患者的身体状况，如体型、胰岛功能、血糖、肝肾功能等，并不完全相同，因此应按照医生的建议来选择合适的药物。

（2）进口药、贵药、新药效果更好。

市场上的降糖新药层出不穷，不要盲目追捧，评价药物的好坏要看其有效性（疗效如何）、安全性（不良反应的严重程度）、经济性（价格是否合理）、适用性（是否适合自己，是否方便）等，不能以进口药、贵药、新药为标准，更不能盲目排斥国产药、便宜药、老药。如果自己正常服用的药物比较有效，不要盲目换药。

（3）频繁换药，这个药效果不好，换一换。

糖尿病治疗是一个长期过程，药效的发挥也需要一个过程。有些药物的药效需要一段较长的时间才会逐渐显现。有些糖尿病患者急于求成，服药几天，血糖状况不好，就认为药物无效，急于换药，这是不对的。

（4）二甲双胍伤胃，我胃不好，不能吃。

二甲双胍初期会对胃肠道有一定的刺激，但是如果餐中或餐后服用，会大大减轻胃肠道反应，用一段时间后可以慢慢建立耐受。而且二甲双胍不经肝脏代谢，所以没有肝毒性，同时它也不损伤肾脏，因此二甲双胍是临床首选的降糖药物。除了降糖作用之外，其还可以持续控制体重，提高胰岛素受体的敏感性，控制发生心血管疾病的风险。

（5）吃药就行，时间上差点没关系，偶尔忘记也没事。

事实上，降糖药的服药时间很有讲究，如胰岛素促泌剂要在餐前30分钟服用，双胍类药物要在餐中或餐后服用，α-葡萄糖苷酶抑制剂类药物要与第一口饭同服，噻唑烷二酮类在餐前、餐后均可服用等。

口服降糖药漏服可引起血糖波动，或让血糖居高不下，所以漏服药该如何补、什么时间补，都很有讲究。一般来说，如果漏服的是磺脲类药物，发现时间接近下一顿饭，就不用补了；如果是双胍类药物，想起来就要及时补；如果是α-葡萄糖苷酶抑制剂类药物，饭中、饭后可以补上，饭后过很长时间就不用补了；如果是一天一次的药，中午想起来可以补，晚上才想起来就不用补了，要出门或运动前不用补。

（6）血糖正常了，就不用吃药了。

部分患者治疗一段时间后，连续检测结果均为血糖趋于正常，自我感觉良好，就任意停用药物，结果导致血糖水平很快又回升。

（7）按时吃药，其他不用管。

有些患者平常很注意服药，按时按量，可是血糖还是不稳定，这是怎么回事？请记住，糖尿病需要综合治疗，饮食、运动、药物、自我监测和健康教育，这"五驾马车"缺一不可。吃药的同时，也要配合饮食和运动。

（8）正常吃药，不用检查。

检查太麻烦，坚持吃药治疗就行，不用总是检查，不会有什么问题的。

这些想法是不可取的！一定要定期复查，及时发现身体上的一些变化，以便调整用药。

2. 胰岛素使用误区

胰岛素是人体必需的生理激素，是人体内唯一降低血糖的激素。糖尿病患者不同程度地存在着胰岛素不足或胰岛素抵抗问题，尤其是1型糖尿病患者和2型糖尿病胰岛功能已衰竭者、妊娠糖尿病患者，这些患者需要及时补充足量的胰岛素才能保持体内血糖处于稳定状态，否则可能会导致急、慢性并发症的发生和发展。

许多糖尿病患者对使用胰岛素抱有很多顾虑，认为胰岛素用

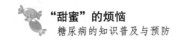

了以后会成瘾，或重病时才能用，其实这都是误解。

（1）病情严重才用胰岛素。

有些患者认为用胰岛素治疗说明病情已经到了晚期，意味着自己的工作、生活不能再正常进行，一旦使用胰岛素自己就再也好不了了，因此拒绝胰岛素治疗，其实并非如此。1型糖尿病一经发现，就必须使用胰岛素，2型糖尿病患者在应激状态、有合并感染等情况时也应使用胰岛素。使用胰岛素控制好血糖后，可以逐渐替换为口服药，慢慢停用胰岛素。

（2）用了胰岛素会成瘾，我不用。

有些患者担心一旦用上胰岛素就会成瘾，产生终身依赖，想戒就难了，因此不用胰岛素。其实，胰岛素是人体必需的一种激素，注射胰岛素不会像注射毒品一样，产生"毒瘾"。这个观念是绝对错误的。部分患者离不开胰岛素，需要长期注射，是因为其本身胰岛素水平太低或胰岛功能严重受损。如1型糖尿病患者从发病开始即需要胰岛素治疗，若治疗中停用胰岛素，将对患者身体不利，而不是引发类似于戒毒的"戒断症状"。2型糖尿病患者在应激状态过后就可以停止使用胰岛素，恢复原来用的口服降糖药或进行其他治疗。

（3）注射胰岛素太疼了，我也不会打针。

有些患者担心注射胰岛素会疼痛，自己难以掌握注射胰岛素的技术。事实上，现在常用的胰岛素笔非常简便，易于掌握。如使用无痛针头，疼痛感非常轻微，每次注射仅需1～3分钟即可完成。

（4）注射胰岛素容易发生低血糖，安全性不如口服药。

患者最好了解一些低血糖的发生机制、临床表现及处理方法，同时掌握自己血糖波动的规律，就可以有效避免低血糖的发生。

（5）注射胰岛素增加体重或引起水肿，还不如不用。

胰岛素可促进糖类、蛋白质和脂肪的合成，一定程度上会增加体重，但一般不会导致肥胖。结合饮食和运动治疗，可以控制体重增加。使用胰岛素引发的水肿一般是一过性的，可自行消退。

（6）监测血糖太麻烦。

有的患者认为注射胰岛素期间需要监测血糖，比较麻烦。其实，在血糖控制比较良好以前，无论采用哪种方式治疗糖尿病，都应认真监测血糖及糖化血红蛋白等相关指标，血糖控制良好后，也要按时检测相关指标。

3. 饮食治疗认识误区

"我吃的都是从糖尿病食品专卖店买的无糖饼干，多吃不会升血糖的！"

"专家说了吃木耳好，我现在餐餐都吃一大碗木耳！"

"我现在什么都不敢吃，只吃黑馒头和蔬菜，血糖还是高！"

"糖尿病人就是不能吃糖嘛，这个我知道，其他不甜的都可以吃！"

"我现在什么都不敢吃，血糖还是降不下来，怎么办啊？"

......

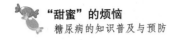
（1）饥饿疗法。

许多糖尿病患者为了把血糖降下来，会采用所谓的"饥饿疗法"。其实，饮食治疗并不是简单的饥饿疗法，饥饿疗法并不利于血糖的控制。如果经常饿肚子，身体所需要的葡萄糖来源就会缺乏，身体就会动用脂肪来释放能量，从而产生酮体，更不利于患者身体健康。因此糖尿病患者要一日三餐按时按量吃，为身体补充足够的营养。

（2）增加药量"抵消"多吃的食物。

有些糖尿病患者没忍住多吃了饭或多摄入了脂肪含量、糖含量较高的食物，赶紧增加服用的药量，"补救"血糖。其实，这样做不仅加重了胰腺负担，同时还增加了低血糖及药物不良反应发生的概率，不利于病情的控制。所以关键还是要"管住嘴"！

（3）得了糖尿病，不能吃肉了。

很多糖尿病患者误认为糖尿病饮食就是"吃斋"，不能吃肉，这其实是没有必要的。肉类营养丰富，包含多种蛋白质、微量元素、各种维生素等，是我们饮食中不可缺少的部分。糖尿病患者可以各种肉类交替食用，保证营养均衡。一般来说，相同重量的肉类，鱼类所含的脂肪和热量低于猪肉、牛肉、羊肉等，但蛋白质含量并不明显低于后者，禽类如鸡、鸭，则介于两者之间。患者可以根据自己的口味，适当选择。

（4）水果太甜，不能吃。

糖尿病患者能吃水果、坚果吗？一些患者怕血糖升高，一点水果都不敢碰。其实水果富含钾、镁、维生素以及多种抗氧化物质，适当地进食水果对人体有利，糖尿病患者应该适量食用水果。每日进食的水果量可相当于一个拳头大小，比如1个苹果可以分开在上午、下午各吃一半。苹果、梨、橙子、樱桃、柚子、奇异果、火龙果、番石榴、草莓等升糖指数低的水果都是不错的选择。坚果每日食用量可保持在10克左右，大小约相当于一个小手心。坚果应当选择原味的，以煮熟或生炒为宜，避免油炸、盐焗、裹淀粉外壳的坚果。

糖尿病患者血糖很高时，应避免吃水果及坚果，在空腹血糖＜7.8 mmol/L，餐后2小时血糖＜10 mmol/L以及糖化血红蛋白＜7.5%，病情稳定，不常出现高血糖或低血糖时，在上午10：00、下午3：30左右可以吃水果或坚果。注意，两者不可同时吃，以免总热量超标，可以选择交替吃。同时要从全天主食中减去约25 g，避免全天总热量超标。

每餐饮食建议

大小约2个拳头（约200 g）的蔬菜。

大小约1个拳头（约100 g）的主食：全谷物、杂豆应占主食摄入的30%左右。

大小约1个拳头（约100 g）的蛋白质食物。

关于每一餐，每人心里可以有这样的框架，将餐盘想象成由3部分组成，分别放置蔬菜、主食和肉类，体积比例约为2：1：1，这样就能做到餐餐有数，不会超标。

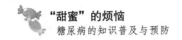

学习糖尿病治疗的相关知识

1. 治疗糖尿病的常规口服降糖药物

磺脲类：刺激胰岛B细胞分泌胰岛素，主要药物有格列本脲、格列齐特、格列吡嗪、格列喹酮、格列美脲。服用方法为餐前半小时。

双胍类：加强周围组织对糖的利用，抑制肝糖原异生，抑制肠道对糖的吸收，主要药物有二甲双胍。服用方法为餐后服用。

α-葡萄糖苷酶抑制剂：抑制食物多糖的分解，使糖的吸收相应减慢，主要药物有阿卡波糖、伏格列波糖。服用方法为餐前即刻服用或与饭同服。

非磺脲类胰岛素促泌剂：促进胰岛素分泌，主要药物有瑞格列奈。服用方法为餐前30分钟服用。

噻唑烷二酮类：胰岛素增敏剂，主要药物有罗格列酮。服用方法为餐前或进餐时服用。

2. 服用降糖药物的方法

按时、按量服用，遵循医嘱，不可随意增加、减少药量或者停用药物。

3. 忘记服用药物的处理方式

应该尽快补服，但如果已经接近下一次服药时间就只需服用一次的药量。

服药时避免喝酒，酒精与药物同时服用可能会产生不良反应和低血糖。

糖尿病饮食控制的核心要求

饮食控制的核心要求可以归纳为：吃主食、限脂肪、补蛋白、讲营养、增纤维。

1. 吃主食

糖尿病患者可以适量吃些粗粮。粗粮中含有的多糖分解慢，不会使血糖急剧增加，同时其饱腹感强，可以作为身体能量的主要来源。

2. 限脂肪

过于肥胖会增加人体对胰岛素的不敏感性，不利于糖尿病的治疗，还可能导致高脂血症，增加患心血管疾病的风险。糖尿病患者每日的烹调油用量最好控制在30克以内，并且尽量选择植物油。

3. 补蛋白

由于糖尿病属于消耗性疾病，患者的蛋白质合成减少，同时其分解代谢增加，如果不适量补充蛋白质会导致营养不良。蛋白质的食物来源有两种，一种是动物性食物，如奶类、蛋类、瘦肉、鱼、虾、禽类等，另一种是植物性食物，如豆类、谷类等。建议蛋白质的摄入量为1.2～1.5g /（kg·d）（1～2个鸡蛋），蛋白质供能占每日摄入总能量的20%，动物类蛋白质与植物类蛋白质各为50%。

4. 讲营养

讲营养主要是指增加各种维生素和矿物质的摄入。B族维生

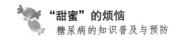

素可以改善由糖尿病引起的神经症状，维生素C有助于预防糖尿病患者的微血管病变，所以糖尿病患者应多食用富含维生素B和维生素C的食物，如动物肝脏、瘦肉、奶类、谷类、豆类、绿叶蔬菜等。

5. 增纤维

膳食纤维被食入后，在人体内可形成可溶性纤维，在肠胃内成为胶状，能包裹食物，延迟胃排空，减少饥饿感，减慢吸收速度，有助于稳定餐后血糖。此外，不溶性纤维可在肠道中吸收水分，使粪便湿化，有利于排便。

▌日常七大营养素的合理搭配

七大营养素分别为糖类（碳水化合物）、蛋白质、脂类、维生素、矿物质、膳食纤维、水。

糖尿病患者在制订食谱时，应该根据患者的喜好、病情、年龄、标准体重、实际体重、运动量、生长发育等，计算患者实际需要的总能量。

在总能量的分配中，碳水化合物供能应占总能量的50%～60%，蛋白质供能应占总能量的15%～20%，脂肪供能应占总能量的25%～30%。三餐摄入能量在每日总摄入能量中的比例以1/5、2/5、2/5或1/3、1/3、1/3为宜。

总能量的计算：

标准体重（千克）=身高（厘米）-105

理想体重=标准体重 ± 标准体重×10%

肥胖：（实际体重-标准体重）＞标准体重×20%

消瘦：（标准体重-实际体重）＞标准体重×20%

根据理想体重计算每日能量：每日所需要的总能量=理想体重×每千克体重需要的能量［千卡/（千克·天）］。

理想体重及日需能量的计算可参考下表。

理想体重日需能量计算表

体型 劳动强度	消瘦 千卡/（千克·天）	正常 千卡/（千克·天）	肥胖 千卡/（千克·天）
卧床休息	20～25	15～20	15
轻度体力劳动	35	25～30	20～25
中度体力劳动	40	35	30
重度体力劳动	40～45	40	35

日常合理运动的选择

适当运动有助于血糖的控制，能促进血液循环，缓解轻中度高血压，减轻体重，提高胰岛素受体敏感性，改善心肺功能等。运动不宜过于剧烈，可以选择慢跑、步行、游泳等运动强度较小且比较安全的运动方式。每周锻炼3～4次最为适宜。若每次运动量较小，而身体条件较好，每次运动后不觉疲劳，运动频率可增加为每天一次。运动应该持之以恒，不应该间歇过长。但是一旦出现了各种急性感染、严重的糖尿病肾病、糖尿病足、严重眼底病变、血糖控制不佳等，应该停止运动。运动通常在餐后1～3小时最佳，避开药物作用高峰，以免发生低血糖。运动时随身携带

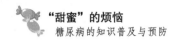

易于吸收的碳水化合物，以备出现低血糖时食用。

饮食、运动计划相结合，健康生活

对糖尿病患者而言，正确吃饭是控制糖尿病病情的重要环节，饮食控制直接影响血糖的控制水平。糖尿病患者吃饭的一个基本的原则就是：可快速提升血糖的食品，以及糖、脂肪含量高的食品要少吃，因为他们很容易转化为葡萄糖。

很多糖尿病患者一般被要求吃饭达到七八分饱即可，饭量大的患者每餐100克的主食可能只能达到三四分饱，这让相当一部分患者感到比较痛苦，控制不住自己，偶尔会放纵自己大吃一顿，结果导致血糖突然升高。那他们到底能吃什么？应该怎样吃呢？

1. 饮食三宜

宜吃五谷杂粮，如莜麦面、荞麦面、燕麦片、玉米面、紫山药等，以及其他富含维生素B、微量元素、食物纤维且低糖、低淀粉的食物等。

宜吃豆类及豆制品。豆类食品富含蛋白质、无机盐和维生素，大豆油富含不饱和脂肪酸，能降低血清胆固醇及甘油三酯水平。

另外，苦瓜、桑叶、洋葱、香菇、柚子、南瓜可降低血糖，是糖尿病患者理想的食物，长期食用有助于控制血糖，并在一定程度上预防并发症的发生。

2. 饮食三不宜

糖尿病患者日常饮食还要警惕"三不宜"。

不宜吃各种含糖量高的食品，如糖、蜜饯、水果罐头、汽

166

水、果汁、果酱、冰激凌、饼干、面包及糖制糕点等，无糖饼干之类的无糖食物基本都含大量淀粉，应尽量少吃。

不宜吃含高胆固醇的食物及动物脂肪，如动物的脑、肝、心、肺、肾等内脏，以及蛋黄、肥肉、黄油、猪油、牛油、羊油等。

不宜饮酒。酒精能使血糖发生波动，空腹大量饮酒时，可诱发严重的低血糖，且醉酒往往会掩盖低血糖的表现，使糖尿病不易被发现。

糖尿病患者应制订科学的饮食方案，合理搭配三餐，在保证总能量摄入的情况下，控制饮食，安排好主食与副食，既控制饭量，又吃得好，还能达到预期目标。

糖尿病患者应注意的几个饮食小窍门：①定时定量和化整为零。定时定量是对正餐的要求，正常人推荐一日三餐，规律进食，每顿饭进食量基本保持平稳。化整为零是对零食的要求，血糖控制良好时，允许患者吃水果，以补充维生素，但吃法与正常人不同，不要饭后立即进食，应选择饭后2小时食用水果。吃的时候应将水果分餐，如一个苹果分2～4次吃完，而不要一口气吃完，分餐次数越多，对血糖影响越小。②吃干不吃稀。糖尿病患者尽量吃"干"的，比如馒头、米饭、饼，而不要吃面糊糊、粥、泡饭、面片汤、面条等。③吃硬不吃软。同样是干的，推荐"硬一点"而不是"软一点"，道理与上面相同。④吃绿不吃红。一般选择绿色的食物，其多是含有叶绿素的植物，如同样重量的黄瓜和西红柿，西红柿可以明显升高血糖。

3. 运动项目选择

运动对糖尿病患者有多方面的好处。运动有利于血糖控制，

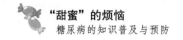
可促进肌肉组织对糖的利用，使血糖快速下降，可减轻2型糖尿病患者体重，降低胰岛素抵抗，增加血管的弹性，降低高血压、冠心病等心血管疾病的发生风险，能促进新陈代谢，增强体质，陶冶情操，放松紧张情绪，有益于身心健康，提高生活质量。

最低强度运动（约30分钟）：散步、做家务、打太极拳、开车购物；低强度运动（约20分钟）：跳交谊舞、平地骑车、打桌球；中等强度运动（约10分钟）：平地慢跑、溜冰、做广播操、上楼梯运动、划船、打羽毛球；高强度运动（约5分钟）：跳绳、游泳、举重、打篮球。

应注意，运动项目、运动量的选择因人而异，同时应要考虑个体年龄、有无并发症等。运动要科学、规律，才能达到预防糖尿病发生、减缓糖尿病发展的目的。1型糖尿病患者，尤其是"脆性糖尿病"患者在血糖没有得到很好控制之前，不要参加运动锻炼；2型糖尿病患者，如果近期有明显的眼底出血、视网膜剥离及青光眼等，应在病情得到有效控制后再参加运动；近期血压明显升高，大于170/110 mmHg者应暂停运动；有严重的心律失常、心功能不全、心绞痛或心肌梗死、合并急性感染和肝肾功能不全、尿中有酮体者不宜运动。

4. 运动时间

建议饭后1小时开始运动，每次运动时间约60分钟，达运动强度后，应坚持运动30分钟。较适宜运动的时间一般在早晨或下班后，饱餐后或饥饿时不宜运动。

5. 运动频率

运动频率为每星期运动3～5次，可根据每次运动量的大小而定。运动量较大，间歇宜稍长。运动量较小，身体条件较好，运动后又不疲劳，可坚持每天运动1～2次。

运动前后的注意事项：①必须要有热身活动和放松运动，以防止心脑血管疾病发生或者肌肉关节损伤。②将运动计划与医生交流，询问医生是否需适当减少口服降糖药或者是胰岛素的剂量，以防出现低血糖。③胰岛素的注射部位要避开运动肌群，防止该部位胰岛素的加快吸收，诱发低血糖。注射部位通常选择腹部为好。④运动训练的时间选择在餐后大概1小时。⑤运动中适当补充糖水或者是含糖饮料，避免引发低血糖。

定期到医院检查

1. 糖化血红蛋白

空腹血糖和餐后2小时血糖只能评价某一时刻的血糖，其结果受较多因素影响，当患者血糖波动较大时不宜察觉。糖化血红蛋白可反映既往三个月的血糖平均水平，是评估血糖控制是否合格的重要指标。

2. 眼底检查

半年到眼科检查一次眼底可以及早发现糖尿病并发症，早检查，早发现，早医治。不要到不可逆转时才着急，否则可能面临失明的风险。

3. 尿微量白蛋白检测

糖尿病肾病也是糖尿病最常见的并发症之一，若是血糖、血压控制得不好或病程进展，可能出现肾脏受损。尿微量白蛋白的

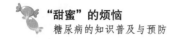
检测可以发现肾脏早期的损伤，对预防和治疗并发症有积极的作用，糖尿病患者应每三个月做一次尿微量白蛋白检查。

4. 生化指标

其实糖尿病不仅要控制好血糖，还要控制好血脂。低密度脂蛋白是致使动脉硬化的首要物质，是引发心脑血管疾病的首要危险因素。每半年定期检测该项目，有助于提醒患者注意饮食和及时调整用药。

学会自我监测病情

糖尿病患者的自我监测是调整治疗方案的依据，是控制好血糖的保证。糖尿病患者的自我监测内容主要包括血糖、糖化血红蛋白、尿酮体、尿蛋白、肝功能、血脂以及眼底检查。其中最主要的是血糖的自我监测，其余项目均可每三个月或半年到医院进行检查。

1. 血糖检测时机

空腹、中晚两餐前、餐后2小时、睡前、夜间、驾车前、出现低血糖症状时、运动前后，都可以检测血糖。

2. 监测的频率

1型糖尿病患者每日需检测血糖3～4次，当生病时或者剧烈运动之前应该适当增加检测次数。生病或者血糖＞13 mmol/L时，应同时检测血/尿酮体。血糖控制良好或者稳定的患者可每周监测血糖1～2天，血糖控制差的患者必须每天监测，直到血糖得到控制。

3. 检测血糖的注意事项

空腹血糖应尽量早测，餐后2小时必须从第一口饭开始计算时间，检测餐后血糖的同时和平时一样打针吃药。

4. 记好血糖监测日记

坚持做好血糖监测，可帮助医生和自己及时了解血糖控制情况。

外出活动做到五个"携带"

一些糖尿病患者害怕外出，担心出去会影响服药或饮食而加重病情，因此拒绝外出。其实适当外出不仅不影响患者的血糖控制，还能增加患者的能量消耗，改善患者心情，有利于长期的病情控制。

适当的外出购物、做家务、遛狗、园艺、郊游等，可以增加日常能量消耗，协助体重管理。同时，糖尿病患者外出活动要做到五个"携带"。

1. 随身携带一张自制的糖尿病卡

糖尿病卡上要注明自己的姓名、年龄、住址、单位、联系人电话、所患糖尿病类型、正在使用的降糖药物名称以及血型等，还可以注明发生紧急情况时的联系人、联系医院及主管医生等。

2. 随身携带正在使用的降糖药物

无论是口服降糖药还是胰岛素治疗，不要以为外出时间短就可以临时中断治疗，要按时使用口服降糖药或胰岛素。胰岛素依赖型糖尿病患者需携带胰岛素、注射器、针头、酒精棉球以及血

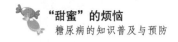
糖试纸。

3. 随身携带一些糖果或其他易于消化吸收的食物

当活动量较大不能按时吃饭时，或过度运动后出现头晕、手颤、冷汗、四肢发软、心跳加快等低血糖反应时，可及时食用糖果或其他易于消化吸收的食物，如饼干、面包、果汁等。

4. 随身携带矿泉水或饮水杯

糖尿病患者外出时，应随身携带矿泉水或饮水杯，尤其是远离城区时，要带足饮水。感到口渴时要及时喝水，以免发生高渗性昏迷等危急情况。外出就餐时应注意限制食量，不喝碳酸饮料，尽量做到按时吃饭。

5. 时间较长的外出，要携带平时自测血糖或尿糖的试纸和仪器

不要因为外出而中断监测平时需要检测的项目。应携带好日常应用物品，做到轻松出游，良好控制血糖，提高生活质量。

糖尿病患者结婚、怀孕、生育的注意事项

糖尿病患者结婚不是问题，只是结婚后糖尿病患者的妻子或者丈夫需要学习并掌握一些有关糖尿病的知识，在生活上充分理解、体贴患者，一起建立正确的、有规律的饮食生活习惯，鼓励其进行治疗，帮助其树立起战胜疾病的信心。只要糖尿病患者的病情稳定，家庭生活也会是美满幸福的。

有些人问糖尿病患者可以怀孕、生孩子吗？答案是肯定的。

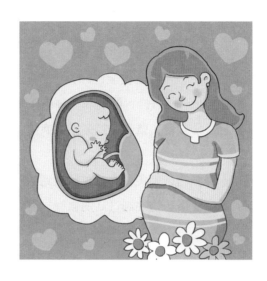

只要血糖控制稳定，无心、脑、肾、眼及其他严重的并发症，糖尿病患者就可以正常怀孕。

妇女怀孕时，生理及激素分泌会发生很大的变化，很容易使血糖不稳定。因此，有怀孕计划的糖尿病患者一定要注意在怀孕前监测血糖值，把血糖控制在理想状态。怀孕期间也要时刻注意自己的血糖，必要时可以注射胰岛素，争取以最好的状态迎接孩子的降生。

如果血糖控制不理想的患者怀孕，由于怀孕会使血糖进一步不稳定，持续的高血糖状态可能会诱发糖尿病的并发症，并且糖尿病对胎儿的影响也很大，会增加巨大儿、新生儿畸形、新生儿低血糖和呼吸窘迫综合征的发生率等。

患糖尿病的准妈妈在怀孕期间，控制血糖的主要手段是饮食控制和使用胰岛素。孕妇的饮食控制不宜过严，摄入过多，对

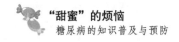
糖尿病的病情没有好处；摄入太少，不利胎儿生长发育。我们推荐怀孕时的热量按每天每千克体重给予30～35千卡计算，其中碳水化合物供能占50%，蛋白质供能占20%～25%，脂肪供能占25%～30%，并适当补充钙、铁、叶酸和多种维生素。准妈妈们不妨请营养师制订一份食谱，既利于控制孕妇病情，又利于胎儿的生长发育。

　　孕期不宜口服降糖药，以免药物通过胎盘到达胎体，影响胎儿发育。因此，若要使用药物控制过高的血糖，需要使用胰岛素注射。